急诊医师核心能力建设系列教材

急诊超声分册

主　审　于学忠　赵晓东　朱华栋

主　编　徐　军　张秋彬

副主编　窦清理　赵瑞娜　李　晨

人民卫生出版社

·北　京·

图书在版编目（CIP）数据

急诊医师核心能力建设系列教材 . 急诊超声分册 /
徐军，张秋彬主编 . —北京：人民卫生出版社，2024.6
ISBN 978-7-117-35480-6

Ⅰ. ①急… Ⅱ. ①徐…②张… Ⅲ. ①急诊－超声波
诊断－教材 Ⅳ. ①R445.1

中国国家版本馆 CIP 数据核字（2024）第 025192 号

人卫智网	**www.ipmph.com**	医学教育、学术、考试、健康， 购书智慧智能综合服务平台
人卫官网	**www.pmph.com**	人卫官方资讯发布平台

急诊医师核心能力建设系列教材
急诊超声分册
Jizhen Yishi Hexin Nengli Jianshe Xilie Jiaocai
Jizhen Chaosheng Fence

主　　编：徐　军　张秋彬
出版发行：人民卫生出版社（中继线 010-59780011）
地　　址：北京市朝阳区潘家园南里 19 号
邮　　编：100021
E - mail：pmph @ pmph.com
购书热线：010-59787592　010-59787584　010-65264830
印　　刷：天津市银博印刷集团有限公司
经　　销：新华书店
开　　本：787 × 1092　1/16　　印张：13
字　　数：333 千字
版　　次：2024 年 6 月第 1 版
印　　次：2024 年 7 月第 1 次印刷
标准书号：ISBN 978-7-117-35480-6
定　　价：79.00 元

打击盗版举报电话：010-59787491　E-mail：WQ @ pmph.com
质量问题联系电话：010-59787234　E-mail：zhiliang @ pmph.com
数字融合服务电话：4001118166　E-mail：zengzhi @ pmph.com

编委会名单

主　审

　　于学忠　北京协和医院
　　赵晓东　中国人民解放军总医院第四医学中心
　　朱华栋　北京协和医院

主　编

　　徐　军　北京协和医院
　　张秋彬　海南医科大学第二附属医院

副主编

　　窦清理　深圳市宝安区人民医院
　　赵瑞娜　北京协和医院
　　李　晨　天津医科大学总医院

编　者　(按姓氏笔画排序)

　　王日兴　海南医科大学第二附属医院
　　吕有凯　海南医科大学第二附属医院
　　刘　铸　清华大学第一附属医院
　　刘小禾　天津医科大学总医院
　　刘志海　浙江大学医学院附属第一医院
　　刘荃乐　广东省中医院
　　李　晨　天津医科大学总医院
　　张秋彬　海南医科大学第二附属医院
　　金　魁　中国科学技术大学附属第一医院(安徽省立医院)
　　赵瑞娜　北京协和医院
　　姜　辉　北京协和医院
　　莫晓叶　中南大学湘雅医院
　　徐　军　北京协和医院
　　高玉芝　浙江大学医学院附属第一医院
　　窦清理　深圳市宝安区人民医院

绘　图　李雨笑

序

加强急诊医学医疗服务能力培训体系建设,提升急危重症整体诊疗水平,推动全国急诊医疗均质化进程,是健康中国建设和卫生健康事业高质量发展的重要内容,是构建优质高效的医疗卫生服务体系、重大突发事件救治体系的重要举措,对于维护人民生命安全和身体健康具有重要意义。

2015年,基于临床实践和诊疗需求,北京协和医院急诊科团队着手开发了E-Training系列急诊培训课程并开始全国巡讲。2017年,为响应国家医疗体制改革政策,中国急诊专科医联体应运而生,E-Training系列急诊培训课程进一步升级为中国急诊专科医联体临床核心能力提升项目"E-Training+"课程。近十年来,课程不断提升改进,目前已涵盖高级复苏、循环管理、中心静脉置管、气道管理、机械通气、无创通气、血液净化、急诊超声、急诊感染、急诊护理、血气分析、体外膜肺氧合(ECMO)、镇痛与镇静、急诊营养、急诊出凝血、急诊心电图、急腹症、急诊纤维支气管镜、急诊创伤、急诊临床思维、急诊科研、急诊管理等以岗位胜任力为导向的众多模块。

"E-Training+"课程导师团队以实际临床需求为导向、以解决临床问题为目的,针对不同地区、不同水平医院调整授课内容,不断更新与优化课程理论与逻辑,加强课程之间的整体性与关联性,进一步提升了教学质量及内涵。"E-Training+"课程得到了广大急诊医务工作者的认可,受到全国各地学员的热烈响应。学员们真正理解了为什么做、何时做、怎么做,很多学员跨省追课,课上互动参与,课后积极反馈,主动运用课堂知识解释临床现象,指导临床诊治并取得成功。

为了更好地保障"E-Training+"课程培训质量,提高急诊医师急危重症医疗服务能力,导师团队逐条梳理总结课程知识点,结合大量临床实际案例,编写"急诊医师核心能力建设系列教材"。该系列教材内容从临床思维培养到急诊核心素养提升,从核心概念理解到知识体系构建,从基础知识到临床技能,归纳操作方法技巧,旨在帮助学员和广大医务工作者更好地理解急诊临床的病理生理学底层逻辑,并以此为基础灵活解决临床问题。

系列教材编写团队的教授、专家长期工作在临床一线,具有丰富的临床工作经验和扎实的理论功底,他们为教材的编写付出了巨大的努力。在此,向所有支持和帮助教材编写和"E-Training+"课程的朋友们致以最真诚的感谢!同时,希望亲爱的读者能够对教材的不足之处提出宝贵的建议!谢谢!

于学忠

2024年5月

4

前　言

　　作为一门新兴的交叉学科,急诊医学自成立以来受到广泛关注。在急诊事业蓬勃发展的同时,各种新型诊疗技术进入急诊医学。急诊医生需要在有限的时间内结合有限的资料对患者进行快速、准确的评估,并采取有效的针对性治疗措施。超声检查具有简单、快速、准确、无创、无辐射和可重复性高的优点,在危重症患者的床旁救治中发挥了重要的作用。

　　急诊超声是指急危重症专业医生掌握和使用超声技术,对急危重症患者的某些情况作出诊断和处理,有助于改善临床诊治效果并提高诊疗水平。20 世纪 70 年代,国外急危重症医生开始学习和使用超声,急诊超声现已是国外很多医院急诊专业住院医师培训中的重要内容。

　　全书分三部分,第一部分介绍急诊超声的历史、现状与进展。第二部分共十三章,第一章介绍了超声检查的定义、原理和超声仪的基本构造,后十二章介绍超声在各系统常见急诊疾病中的应用,每章按照解剖要点、检查条件、正常和异常超声表现、病例、注意事项等进行编写。第三部分共七章,主要介绍急诊常见的症状和病理生理状况下床旁超声的应用,包括超声引导穿刺技术、创伤超声诊断流程、呼吸困难超声诊断流程、休克床旁超声诊治流程、超声在体外膜肺氧合中的应用、超声造影、经食管超声心动图在急重症中的应用。全书内容力求简明扼要,图片清晰多样,强调实用性,不仅适合急诊、重症监护室、院前急救相关临床医生和研究生使用,而且对其他临床专科医生也有参考价值。

　　需要提醒的是,急诊超声并不是传统专科超声的简单模仿,而是急诊医生应用超声检查技术对急危重患者进行有重点、有限制的应用,有自身鲜明的特点。希望本书能帮助到想要学习急诊超声的临床医生,也渴望通过本书与这一领域的同行专家沟通交流。

　　最后,因为编者能力有限,书中难免存在不当甚至错误的地方,敬请各位读者、同行谅解并予以指正!

徐　军　张秋彬

2024 年 5 月

目 录

绪 论

各 论 篇

应　用　篇

绪　论

急诊超声的历史、现状与进展

一、概述

近年来,超声检查技术极大地影响了急诊医学的实践与发展,被誉为急诊医生的"可视化听诊器"。床旁超声,也称为即时超声(POCUS),可以帮助临床医生轻松地进行即时成像,迅速评估几乎所有的急危重症,监测患者病理生理状况,指导临床穿刺操作,评估治疗效果。目前,床旁超声已经得到广泛应用,从院内病房到院前急救,从城市到偏远地区,从灾难现场到战场,床旁超声的应用大大提高了诊断的准确性,缩短了救治时间,提高了医疗的安全性。目前,床旁超声已经融入急诊医学,成为急诊医学先进的诊治手段。

二、急诊床旁超声的特点

急诊床旁超声检查具有一组共同的特点,这些特点反映了在急诊紧急情况下床旁超声的临床高效性和实用性。

1. 特定的场合与情形 急诊床旁超声检查是在明确定义的紧急情况下在患者床旁进行的。探查内容包括需要快速明确危及生命的疾病,如胸腹部创伤出血或主动脉瘤;可以减少有创操作并发症的情况,如引导胸腔积液穿刺术、心包积液穿刺术或深静脉穿刺术;可以改变治疗策略的情况,如休克类型、呼吸困难病因评估等。

2. 适应证简单、重点突出 急诊床旁超声以 1~2 个容易识别的超声特征为基础,旨在回答并指导临床中的特定问题,例如:对于钝性创伤患者是否存在心包积血、是否存在胸腹腔出血。急诊床旁超声易于识别这些情况具有明确的即时临床价值,能直接影响临床决策,为后续诊治提供宝贵的信息。急诊科内,尤其在创伤复苏区域,应放置专用超声设备。

3. 易于学习 急诊床旁超声需要学习掌握一些相对容易的超声表现,如心包、胸腹腔内积血(液)的表现,气胸中肺滑动消失,肺栓塞中左心"D"字征等。

4. 时效性明确 急诊床旁超声检查需要迅速完成。急诊医生需要在任何给定的时间内对众多的患者负责,且危重患者的疾病往往存在时限性,因此,急诊的特殊工作环境要求超声检查应在合理的时间内完成。选择速度更快的重点检查不仅不会降低获得疾病信息的价值,反而可能会为患者诊治带来积极的影响。例如:在穿透性心脏损伤、心包积血的情况下,即使进行最全面的身体检查也可能无法获得明确的诊断,快速进行急诊床旁超声检查则可能提供挽救生命的重要信息。

三、急诊床旁超声与普通超声的区别

临床医生在床旁进行超声检查的方法与放射科医生所采用的方法明显不同。标准的会诊超声检查要求急诊医生开具检查单,并通过超声科医生或心脏病科医生及时进行相关检查。急诊医生在使用急诊床旁超声时,对所有的图像进行采集、解释,并立即使用这些信息来验证特定的假设,并指导正在进行的治疗。这就要求急诊医生具备采集图像、解释图像和立即应用检查结果进行临床诊治的技能。在繁忙的急诊科,急诊床旁超声的使用可能受到人员和时间的限制。床旁超声有侧重点的检查可以满足患者的医疗需求,而不需要提供不必要的检查项目。研究表明,与专科超声医生比较,急诊医生进行的床旁超声评估能节省约 22 分钟,特别是在每天早晚时间段,能节省约 55 分钟。

应该强调的是,急诊床旁超声与专科超声检查并不冲突,两者相辅相成。急诊床旁超声不是传统的超声检查的劣等模仿,而是一种应用适当的技术、聚焦于临床特殊问题,以此提供必要的诊断信息并指导患者治疗方案的制定。

四、急诊床旁超声的历史

19 世纪 50 年代初,第一台超声机问世,其后超声检查主要应用于实验研究。19 世纪 70 年代,超声检查开始逐步应用于临床医学的各种场合。到 19 世纪 80 年代初,超声技术得到了快速发展。实时超声的出现,使得使用者不但可以查看声像图、生成足够多的图像,还能实现检查过程的可视化。经过不断改进,超声机变得更小、更快、更便携。经阴道换能器、多频探头和彩色多普勒等技术的进步也加速了超声技术从特定的专业领域向床旁检查的转移。从此,临床医生可以将超声用于患者的床旁快速评估。

急诊床旁超声的起始阶段是以创伤为主的急诊检查,主要应用于创伤、急腹症和妇科急症等。1970 年,美国放射科医生对尸体腹膜腔内灌注盐水后进行超声评估。1 年后,Kristensen 等发表了第 1 例描述腹部钝性创伤患者的腹膜腔超声检查阳性的病例报道,此后超声被广泛用于腹部的创伤评估。1976 年,美国外科医生开始用超声来描述脾脏损伤并进行分级。1988 年,美国急诊医生首次发表了有关急诊床旁超声使用的文章,并且在全球多个中心开始了在创伤评估中的研究。1995 年,Rozycki 等提出创伤超声重点评估(FAST)的概念,此后逐步建立起 FAST 的诊治规范。FAST 是对创伤患者胸腹部 4 个重点部位(心包、肝周、脾周、盆腔周围)进行快速排查是否存在游离液体(通常是积血)。在创伤救治时,FAST 能快速回答 3 个主要问题,包括有无心包积血(液)、有无腹腔积血(液)、有无胸腔积血(液)。研究表明,FAST 具有很高的敏感性和特异性(分别为 69%~90% 和 95%~100%),完成整个检查用时一般不到 2 分钟。FAST 用于钝器伤者检查时,能使患者入手术室时间缩短,CT 检查的比例降低,住院时间缩短且并发症减少。2004 年,Kirkpatrick 等首次提出了扩展的 FAST(E-FAST)概念,是在原有的 4 个检查部位基础上增加了对双肺(有无气胸)的检查。Brook 等研究显示虽然 E-FAST 检测气胸的整体敏感性仅为 47%,但特异性可高达 99%。E-FAST 对于中等量气胸诊断敏感性为 100%,对少量气胸的诊断敏感性为 32%,均显著高于仰卧位胸片(敏感性分别为 56% 和 6%)。在创伤中救治中急诊床旁超声显示了其快速、廉价、可动态评估、无辐射等独特优势,逐渐成为创伤救治流程中的重要组成部分。

自超声医学发展以来,肺一直被认为是超声检查的禁区。肺脏超声起源于法国,1992 年 Daniel A. Lichtenstein 教授出版了第一部关于重症肺脏超声的专著,将该技术应用于危重症患者的诊疗救治,并开展了肺脏超声的系列研究,肺脏超声技术得以快速发展。BLUE 方案是一种针对急性呼吸衰竭患者的超声快速诊断流程。在 BLUE 流程中,应用肺脏超声的 10 个基础超声征象,定义了数种主要肺部疾病(肺炎、充血性心力衰竭、慢性阻塞性肺疾病、哮喘、肺栓塞、气胸等)的超声特异表现形式,根据这些肺脏超声表现进行疾病诊断,其准确率可达 90% 以上。

近年来,休克逐步成为超声关注的重点,急诊床旁超声成为休克诊治流程中不可缺少的组成部分。2010 年第一版 RUSH 方案发表,这种建立在休克的病理生理学基础上的评估流程,经过不断改进,融合 E-FAST、肺脏超声和心脏超声等检查特征,提出针对"泵""池""管"进行全身超声检查,简明易学且操作快速,受到临床医生的广泛关注。2015 年以 BLUE 流程为基础的 FALLS 方案也为临床休克患者提供了快捷高效的诊治手段。在 FALLS 流程中,根据肺动脉楔压达到 18mmHg 时,肺脏超声征象可由 A 线转变为肺"火箭征",将这种肺脏超声征象的转变作为临床判断容量状态的直接证据,为限制性液体管理提供了依据。2017 年由北京协和医院急诊科主导起草的不明原因休克急诊床旁超声诊断的 THIRD 流程,提出 smart 原则和 3p 原则,为我国急诊超声诊治休克提供了新的思路。

五、急诊床旁超声的发展

目前,急诊床旁超声逐步得到人们的认可,其专科化、诊治体系及流程更加明确。急诊床旁超声的应用范围逐步扩展,如在院前急救、自然灾害等急救领域显示了一定的优势,在心搏骤停患者的管理、早期识别脏器功能损害、血流动力学评估、超声造影等方面也展示了良好的发展前景。

在国外,急诊超声已经逐步纳入临床医学教育体系。1990 年,美国急诊医师学院开设了第一门专门针对急诊超声应用的课程。1991 年,美国急诊医师学院和急诊医师学会均发表了立场文件,承认床旁超声对于急诊患者的实用性。1994 年,急诊医师学会发表了《急诊超声检查医生培训课程表》,概述了急诊床旁超声检查的内容和组成部分,成为急诊医学培训计划的指南。其后不久,第一本专门针对急诊超声检查的教科书于 1995 年出版。2001 年,美国急诊医师学院出版了《急诊超声指南》,并在 2008 年和 2016 年进行修订,该指南涉及急诊超声的实践和临床指征,提出了有关证书、质量保证和床旁超声报告格式等高级建议,成为床旁超声最佳实践标准之一。

我国急诊专业自 20 世纪 90 年代末开始应用床旁超声,经过多年的发展,已经取得了长足的进步。部分医院急诊科已开展急诊床旁超声多年,取得了较好的成绩,并发表了相关急诊超声指南和专家共识。2013 年中国医师协会急诊医师分会《急诊超声标准操作规范》发布,成为当时国内急诊超声技术方面最新的、专用的综合性指导。该规范中列出了适合急诊医生学习使用的超声技术,为急诊医生提供了灵活、系统的培训方案,以及证书授予方案、继续教育方式。2016 年床旁超声在急危重症临床应用专家共识组发布《床旁超声在急危重症临床应用的专家共识》,进一步促进了国内急诊床旁超声的发展。

目前,国内急诊床旁超声教学还处于起步阶段,虽然各种形式的学习班、会议、教学研究等取得了一些成就,例如:已有研究开始探索床旁超声可视化教学在急诊住院医师培训基本操作教学中的应用,但总体来讲,急诊超声教学尚存在不足,如对超声应用的认识不足、缺乏基础教育、缺乏超声仪器等。2018 年对国内 300 家三级医院急诊科的调查发现,有 42.2% 的医院未配备床旁超声仪器。国内急诊床旁超声的发展存在地域差异,研究表明,急诊科掌握超声检查技术的医生和拥有设备的医院主要集中在华东地区,且明显优于西北和东北地区。

我国急诊超声的发展尚处在起步阶段,存在巨大的潜力,国外急诊超声的发展模式为我们提供了借鉴思路。随着我国经济的发展,超声仪器也会越来越多地进入医院急诊科。急诊床旁超声将作为一项必备技能纳入急诊医生未来的考核范围。通过改进学习模式、资源共享、增加超声仪器拥有率、建立培训和考核机制等方法有助于促进急诊床旁超声的发展。此外,我国不少医院急诊科兼顾院前救治,急诊医生也常充当院前急救医生的角色,院前急诊超声技能的培训同样具有更高的可行性和发展潜力。

六、总结

未来急诊床旁超声逐步向着简约化、职业化、程序化、规范化、可视化、信息化方向发展。相信在不久的将来,会有更多的经过专业训练的急诊医生可以熟练运用急诊床旁超声。急诊床旁超声技术将成为我国急诊医学教育的重要组成部分,发挥在急危重症患者诊治中的重要作用。

各论篇

第一章

超声基础

学习目标

掌握 超声扫查技巧、规范和声像图信息读取。

了解 医学超声基本定义和超声仪基本构成。

了解 超声成像特点。

了解 超声伪像形成原理。

第一节　超声基础物理原理及概念

一、基本概念

(一) 超声波

人耳能听到的最大声波频率为 $2 \times 10^4 Hz$，超过此频率的声波即为超声波。

(二) 医学超声

特定频率超声波与人体器官的组织相互作用后产生的回波信息，经接收、放大和处理后形成图形、曲线及其他数据进行疾病诊断、病情评估和指导治疗的医学专业。

(三) 床旁超声

利用便携的超声检查仪，根据诊断和治疗需要，随时对患者进行超声检查，在急诊和危重症病房的使用正在普及。

(四) 超声波相关概念

1. **声速 (C)**　单位时间内声波在介质中所传播的距离。

超声诊断中将人体软组织平均声速定为 1 540m/s。超声波在人体常见不同组织(介质)中的声速：空气(20℃)344m/s，水(37℃)1 524m/s，肝脏/血液1 570m/s，脂肪1 476m/s，颅骨3 360m/s。

2. **频率 (f)**　单位时间内某点上通过声波的振动次数。超声诊断所用的频率范围为 1~10MHz。

3. **波长 (λ)**　波在一个振动周期内传播的距离，也是相邻的两个波峰或两个波谷之间的距离。

在特定的介质中，超声波具有固定的传播速度。频率和周期成反比，即周期越大，频率越小，而周期和波长成正比，从波线图可知，周期越长，波长越长，所以一般可视作：波长和频率成反比。公式表述为：$C=f×λ$，见图1-1。

4. **声阻抗特性** 是声波在不同介质中传播时的特征，是介质密度和声速的乘积。声阻抗特性对不同介质交界面上声波的传播特性起决定性作用，声像图上回声的强弱即是由不同界面两种介质的不同声阻抗所决定的。二者声阻抗相差越大，反射回声越强。

人体不同组织回声强度顺序为肺、骨骼>肾中央区（肾窦）>胰腺、胎盘>肝、脾实质>肾皮质>肾髓质（肾锥）>血液>胆汁和尿液。

二、超声波的传播特性

（一）反射与折射

超声波以非垂直角度入射到两种深度比波长大很多的介质（介质1和介质2）的分界面时会发生反射，其中入射角等于反射角，其中一部分声波会透射进入介质2，入射的声能会分别转化成反射和透射的声能，总能量不变，当入射声束不是垂直于界面时，透射的声束会发生折射，而反射率与两种介质之间的声阻抗差有关，反射是组织在超声检查中非常重要的物理特性，见图1-2。

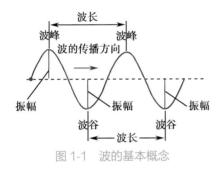

图 1-1 波的基本概念

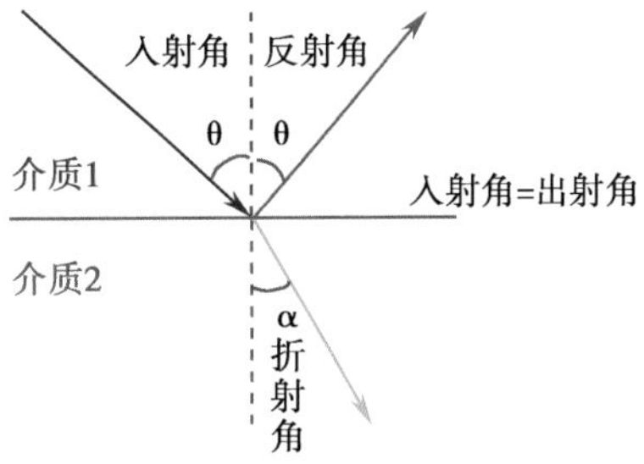

图 1-2 声波的反射与折射

（二）吸收和衰减

超声波在介质中传播时，声波能量使介质发生振动，介质质点之间发生摩擦，这个过程使得声波能量转化为热能，此热能一部分被组织吸收，另一部分通过介质的热传导及辐射而消失，这种现象称为声能吸收。超声强度会随着传播距离的增加而降低。超声波声衰减的大小与频率、传播距离、介质特性等因素相关。

人体组织中含胶原蛋白和钙质越多则声衰减越大，体液中含蛋白越多则声衰减越大。

（三）散射和绕射

超声波在传导过程中遇到直径小于声波波长一半的界面时，会绕过界面障碍物而继续传播的现象称为绕射，见图1-3曲线部分。在障碍物表面的四周产生微弱的散射，见图1-3射线部分。

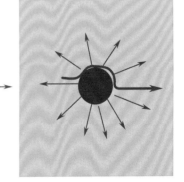

图 1-3 散射和绕射

第二节　超声压电效应及超声仪基本构成

一、超声压电效应

所有的超声仪器都有相同的原理,即产生超声波、接收回波。电能和声能之间的来回转换依赖石英(或其他复合物,如肽酸钡、锆肽酸铅、压电陶瓷类、聚偏氟乙烯等)的压电效应原理。压电效应指压电材料受力变形时产生电压(正压电效应),反之将电压加于压电材料时可使其变形(逆压电效应)。超声波传播至压电材料,压电材料被压缩和膨胀产生不断变化的电信号,接收超声波利用了正压电效应,发射超声波利用了逆压电效应。

二、超声仪组成

1. 发射与接收单元(包括探头)及超声扫描器。
2. 数字扫描转换器(DSC)。
3. 超声图像显示装置。
4. 超声图像记录装置。
5. 超声电源。

三、超声探头基本构造

1. **核心部分**　为压电材料。
2. **压电晶片的背面填充吸声材料**　可产生短促的超声脉冲信号,以提高纵向分辨力。
3. **压电晶片的前面贴有匹配层**　除可保护压电材料外,还使压电材料与人体皮肤之间的声阻差相近,可以减少发射超声波由于过度谐振造成的声能损失,从而提高探头的灵敏度。

四、床旁超声常用探头类型

(一) 凸阵探头

常用于腹部、妇产科及盆腔超声检查,频率范围为 1.0~6.0MHz,见图 1-4。

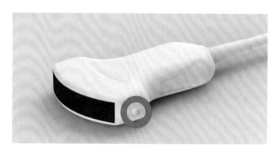

图 1-4　凸阵探头

圆圈为标识(marker),此标识对应屏幕声像图上方标记。

（二）线阵探头
常用于浅表小器官或血管检查,频率范围为 4.0~12MHz,见图 1-5。

（三）相控阵探头
常用于心脏检查,频率范围为 2.0~5.0MHz,见图 1-6。

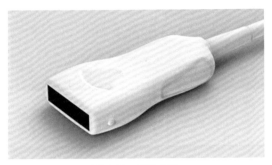

图 1-5　线阵探头

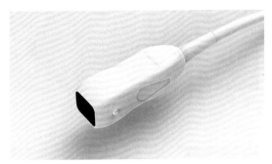

图 1-6　相控阵探头

第三节　超声探头及使用技巧

在使用探头检查之前,应使用适量的耦合剂来排除皮肤和探头之间的空气以获得高质量图像。在使用前后尽量保持探头清洁。尽可能使用不含酒精的消毒剂对探头进行消毒。

一、探头标记

探头的表面长轴一侧都有一个凸起或凹陷的标识(图 1-4 圆圈)。此标识对应屏幕声像图上方标记(图 1-7 箭头),常以图形、商标或其他标记显示。在探头上靠近探头标识的物体就会显示于屏幕上靠近标记的一侧;远离探头标记的物体就会出现在屏幕标记的对侧。一般情况下,除心脏声像图的标记在屏幕的右侧外,其他声像图显示的标记均在屏幕左侧。手持探头时,探头标识一般指向患者的头侧或右侧。

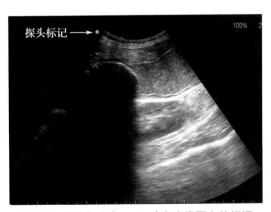

图 1-7　探头标识(marker)在声像图上的标记

二、方向判断

探头沿着患者身体长轴方向从腹侧向背侧为纵向或矢状切面。常使探头标识指向患者头侧,则在有标记的屏幕一侧靠近患者头侧结构,见图 1-8。

探头垂直于患者身体长轴 90° 扫查时为横向或轴向切面。常使探头标识朝向患者右侧,则在有标记的屏幕一侧更靠近患者身体右侧结构,见图 1-9。

探头置于患者一侧横向扫查时为冠状切面。常使探头标识指向患者头侧,则在有标记的屏幕一侧为患者头侧结构。接近探头的部分位于屏幕上方,远离探头的部分位于屏幕底部,见图 1-10。

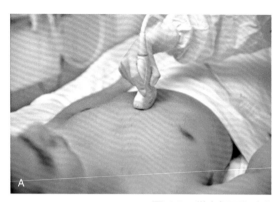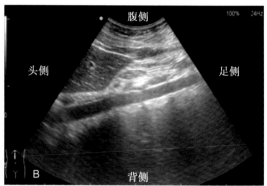

图 1-8 纵向切面扫查探头放置(A)及声像图(B)

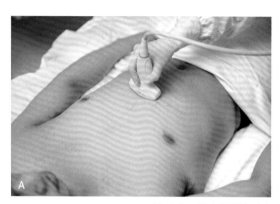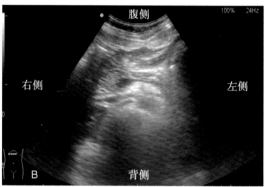

图 1-9 横向切面扫查探头放置(A)及声像图(B)

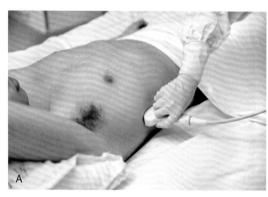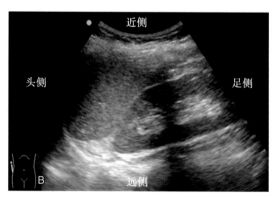

图 1-10 冠状切面扫查探头放置(A)及声像图(B)

三、超声检查常用手法和技巧

(一)基本手法

1. **扇形扫查** 以超声声束切面为轴摆动探头进行探查。
2. **摇动扫查** 以超声声束切面的垂直面为轴摆动探头进行探查。
3. **旋转扫查** 以超声声束切面中心线为轴,横纵平面相交进行探查。
4. **滑动扫查** 探头在检查过程中与患者角度关系保持不变,仅发生接触点的变化。

5. **顺序连续平行断面法** 编织式扫查,是滑动扫查法与扇形、摇动、旋转等手法的结合。

6. **按压扫查** 对被检查部位垂直施压的扫查手法,在腹部探查时常用于排出肠气。

(二)患者配合

患者改变体位及呼吸,如左侧卧位深吸气后屏气有利于胆囊的探查。

(三)善用声窗

利用其他器官作为声窗,可更好地显示探查目标,如饮水后利用胃内液体作为声窗探查胰腺,充盈膀胱探查盆腔少量积液,透过肝脏探查剑突下四腔心切面等。

(四)相互比对

同一器官不同切面之间的对比扫查,或成对器官的相互比较。

第四节 检查参数的调节

一、深度调节

通过调整扫查深度,使整个目标组织或结构显示在屏幕中。通过操作面板的深度(depth)键调节,见图1-11。深度标尺通常显示在声像图的右边,指示被扫描的组织深度。

二、聚焦调节

通过调整聚焦区域可以调节超声声束侧向分辨力。使用操作面板的焦点(focus)键调节,见图1-11。可根据观察深度不同选择单点聚焦,也可选择两点聚焦或多点聚焦。聚焦深度通常以指针显示在屏幕深度标尺的同侧。通过移动指针,使超声声束聚焦到目标区域以提高图像质量。

三、增益调节

通过调节增益,可改变超声图像的整体明暗显示。增益通过操作面板的增益(gain)键调节,见图1-12。适当的增益是提高超声检查准确率的重要参数,增益过低易造成低回声或对比度差的病变漏检;增益过高则可能影响对较小病变的辨认。

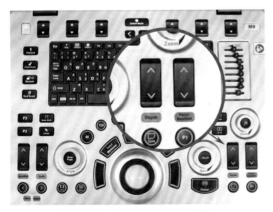

图1-11 深度及焦点调节键

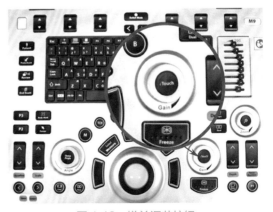

图1-12 增益调节按钮

四、时间增益补偿

超声波在人体中传播时,声强会随着传播距离的增加而减弱,从而使深部组织的回波信号小于浅表组织。为了使同一组织器官在不同深度获得相近的图像表现,就要通过操作面板的时间增益补偿(TGC)键对后方声场进行增益补偿,见图1-13。

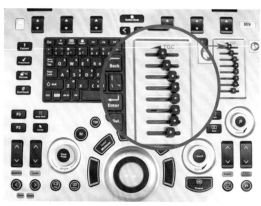

图1-13　时间增益补偿(TGC)键

第五节　声　像　图

一、人体组织声学类型

人体由不同组织组成,根据声阻抗差和器官组织的具体情况,可将不同组织声学类型分为4种,见图1-14。

(一)无反射型

超声声束穿过质地均匀的液体物质,由于其前后声阻抗值相同,因此无反射,图像呈现为暗区,也称为无回声区或液性暗区。

(二)低反射型

超声声束穿过质地均匀的实质脏器组织(肝脏、脾脏、甲状腺)时,反射少,声像图为深灰色暗区,也称为低回声区。

(三)多反射型

当超声声束经过结构混杂的组织(乳腺)时,反射声波稍多,尤其在声阻抗差较大的两种结构交界处反射更多,声像图表现为浅灰色的等回声。

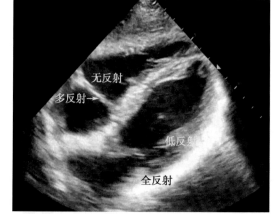

图1-14　不同反射声学表现

(四)全反射型

在软组织与含气组织交界处,反射率高达99.9%,超声声束几乎不能透射进入第二种介质,在二者交界处声像图表现呈高亮回声。

二、声像图信息

超声回波信号编码显示的信息中,扫查结构的声像图常位于屏幕的中央,其周边分别显示的信息包含检查时间、被检查者信息、探头类型、扫查条件、测量参数结果等(图 1-15)。声像图第一栏共有 4 个方框,分别是检查时间、患者信息、检查模式、探头类型及频率范围信息。在中央可见检查结构图像,其中靠上的部分称为近场,展示的是靠近探头的结构;靠下的部分称为远场,展示的是远离探头的结构,图像的左上方或右上方可见探头标记,通常为厂家名称或小圆点等。在图像右侧可见检查成像条件,从上至下依次为检查模式(B)、频率(F)、深度(D)、增益(G)、帧频(FR)、动态范围(DR)及其他成像技术支持(iBeam、iClear)等,在其他类型的超声成像中还可能包含脉冲重复频率(PRF)、矫正角度等信息。

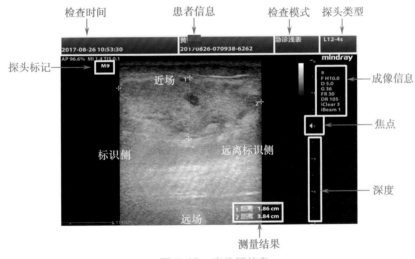

图 1-15 声像图信息

第六节 成 像 模 式

一、A 模式

示波器在纵轴上显示返回的振幅信息,在水平轴上显示反射距离信息。常用于眼科检查,床旁超声检查几乎不用该模式。

二、B 模式

利用显示器的灰阶来显示声束扫查切面各个点的回波信号的振幅,根据回波信号呈现的无反射 - 少反射 - 高反射 - 全反射等不同反射程度,最终形成黑 - 灰 - 白不同灰阶的二维图像,见图 1-16。B 模式可对器官、组织的结构进行探查,是床旁超声检查中最常用的模式。

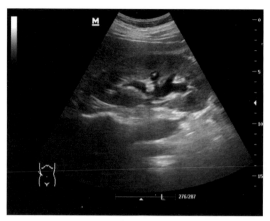

图 1-16   B 型超声图像

三、M 模式

探头在某一位置上反复发射、接收信号,用纵坐标表示这一取样线上由浅至深不同深度结构的位移,横坐标表示时间,见图 1-17。通常用于观察血管腔、胸膜、心脏瓣膜等运动结构。

四、D 模式

利用多普勒效应,在 B 模式图像上增加颜色实时显示血流(彩色多普勒),或将目标血流信息以频谱形式表现(频谱多普勒)的模式。其中常以红色表示朝向探头的血流,蓝色表示远离探头的血流,以彩色的明暗程度表现血流的速度,见图 1-18。

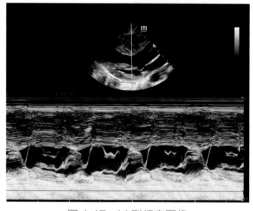

图 1-17 M 型超声图像

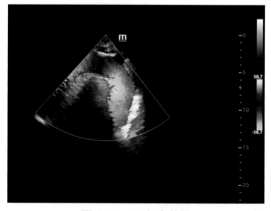

图 1-18 彩色多普勒

五、频谱多普勒

(一)脉冲多普勒

探头间断发射与接收的超声波脉冲,所显示的是声束上某一深度的血流或组织的运动速度、方向和性质,见图 1-19。脉冲多普勒有距离选通能力,可定点测定选定区域的瞬时血流频谱,但易受尼奎斯特频率的影响,出现频谱混叠现象,因此不能定量测定高速血流,一般测定的速度上限是 1.5~2m/s。

(二) 连续多普勒

探头连续发射与接收的超声波,显示整个声束通道上全部血流信号的总和,见图 1-20。其速度分辨率强,可反映高速血流的速度,速度最快达 8m/s。但连续多普勒无距离选通能力,声束所经过的途径上的各点信息重叠,因此无法准确定位信号来源深度。

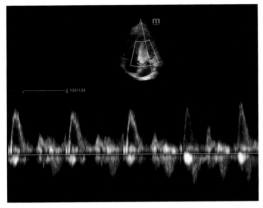

图 1-19 脉冲多普勒

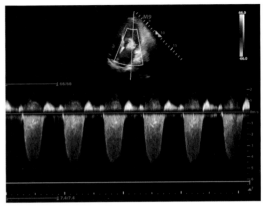

图 1-20 连续多普勒

第七节 超声伪像分析

一、常见 B 模式超声伪像形成原理

(一) 外部混响

超声垂直照射到平整的高反射界面,如胸壁、腹壁,超声波在探头和界面之间发生多次反射。混响的形态呈等距离多条回声,回声强度依深度递减,见图 1-21。

(二) 内部混响

超声波在器官组织的异物内发生多次反射直至衰减,产生特征性的"彗星尾征",此现象称为内部混响,见图 1-22。

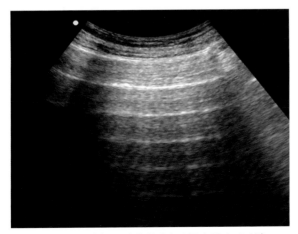

图 1-21 外部混响伪像(肺脏超声检查 A 线)

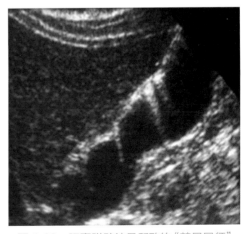

图 1-22 胆囊附壁结晶所致的"彗星尾征"

(三) 振铃效应

超声波在若干微气泡包裹的极少量液体中强烈地多次反射,产生很长的条状图像干扰。振铃效应在胃肠道(含微气泡和黏液)很常见,见图1-23。

(四) 部分容积效应

超声波形状特殊而且波束较宽,即由超声断层扫描时断层较厚引起。例如:肝脏的小囊肿可能表现为低回声(来自小囊肿旁的部分肝实质),或膀胱后壁因部分容积效应显示不清晰,见图1-24。

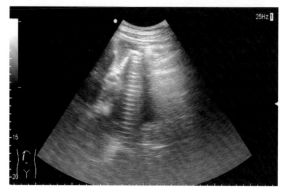 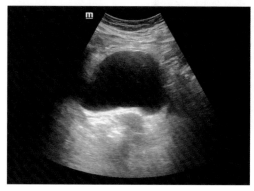

图 1-23　胃内气体所致的振铃效应　　　　图 1-24　膀胱后壁因部分容积效应显示不清晰

(五) 旁瓣伪像

由主声束以外的旁瓣反射造成。如在结石、肠气等强回声两侧出现"披纱征"或"狗耳征"图形,见图1-25。

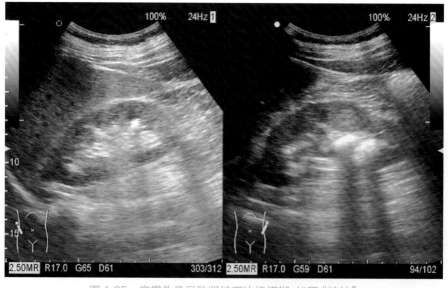

图 1-25　旁瓣伪像导致肾结石边缘模糊,如同"披纱"

(六) 声影

在超声扫查中,当声束遇到强反射(如含气肺)或声衰减很高的物质(如瘢痕、结石、钙化),

声束完全被遮挡时，其后方出现条带状无回声区即声影。若声影内部存在混杂回声，多为气体所致；若声影内部不存在混杂回声，多为结石、钙化灶和骨骼所致，见图1-26。

（七）后方回声增强

由于时间增益补偿（TGC），对同等深度声衰减较小的目标（如液体）进行作用时，目标后方回声增强的现象。利用后方回声增强效应有助于鉴别液性与实性病变，见图1-27。

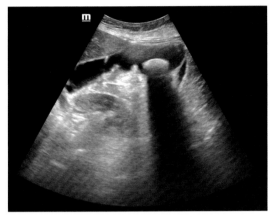

图1-26　胆囊结石后方声影

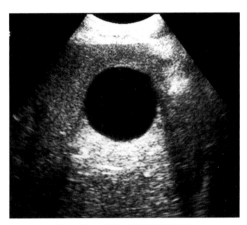

图1-27　囊肿后方回声增强

（八）侧边声影和"回声失落"

超声声束在通过囊肿边缘或肾上、下极侧边时，由于折射可能会产生侧边声影或侧边"回声失落"（全反射）。侧边声影也见于细小血管和主胰管的横断面，呈小"="征，而非小圆形，见图1-28。

（九）镜面伪像

声束斜射到声阻抗很大的界面时全反射会发生镜面伪像。当在肋缘下向上扫查右肝和横膈时，若声束斜射到声阻抗差异很大的膈肺界面发生全反射，会出现镜面伪像。在声像图中，通常膈下出现肝实质回声（实像），膈上出现对称性肝实质回声（虚像或伪像）；若膈下肝内有一个肿瘤或囊肿回声（实像），膈上对称部位也会出现一个相应的肿瘤或囊肿回声（虚像或伪像），见图1-29。

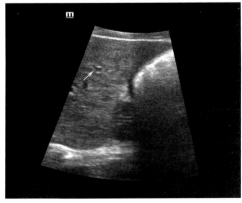

图1-28　肝内胆管横断面呈"="征

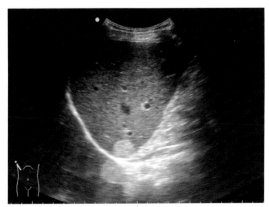

图1-29　镜面伪像导致肝右叶血管瘤
反射在右侧胸腔内

（十）声束失真

超声诊断仪显示屏上的厘米标志（电子尺）是按人体平均软组织声速 1 540m/s 来设定的。通常，对肝、脾、子宫等进行测量不会产生明显的误差。但是，对声速过低的组织（如大的脂肪瘤）就会测值过大；对于声速很高的组织（如胎儿股骨），必须注意正确的超声测量技术（使声束垂直于胎儿股骨，不可使声束平行穿过股骨长轴测量），否则会使测值过小。

二、彩色多普勒超声伪像的形成原理

（一）有血流，彩色信号过少或缺失

1. 多普勒声衰减（频移）伪像，彩色信号分布不均，即"浅表多血供，深部少血供或无血供"；深部器官血流如肾实质、股深静脉较难显示。

2. 多普勒增益过低，频谱滤波设置过高。

3. 测低速血流时，不适当地采用低频探头；测高速血流时，不适当地采用高频探头。

（二）有血流，彩色信号过多

1. 多普勒增益过高（彩色外溢）。

2. 仪器厂家设置"彩色优先"血管往往表现粗大。

3. 使用声学造影剂。

（三）无血流，出现彩色信号

1. 频谱滤波设置过低。

2. 多普勒增益设置过高，出现背景噪声。

3. 镜面反射伪像，在强反射界面深部出现对称性彩色信号。

4. 闪烁伪像，见于心脏搏动、呼吸、大血管搏动。

5. 组织震颤，见于高速血流或被检者发音。

6. 快闪伪像，见于尿路结石等，位于结石声影中。

（四）血流方向及速度表达有误

1. 彩色混叠。彩色速度标尺（PRF）过低、测高速血流时采用过高频率探头或较高多普勒频率。

2. 方向翻转键设置不当、探头倒置。

3. 血管自然弯曲走行，仪器无法识别 θ 角度。

4. 入射声束与血流方向接近垂直。

小结

1. 超声物理特性是解读声像图的基础，探头的频率是成像的基础。

2. 掌握不同超声模式的适用范围：B 模式适用于结构检查；C 模式适用于血流检查；M 模式适用于运动轨迹检查；D 模式适用于血流及速度监测。

3. 探头使用手法、图像读取应该遵循一定的原则。

4. 伪像可通过探查结构和超声声束的折射、反射、吸收、回声强弱对比等原则进行分析。

第二章
颅脑超声

学习目标

掌握 视神经超声扫查方法、视神经鞘直径测量及声像图解读。

掌握 经颅彩色多普勒超声下大脑动脉环（Willis环）及主要分支血管的识别。

掌握 典型异常颅内血流多普勒频谱形态特点及参数解读。

第一节 视神经鞘直径筛查颅内高压

一、解剖要点

1. **眼球** 眼球内充满液体，是良好的透声窗。经眼窗，从前向后，可见眼睑、前房、晶状体、晶状体后囊、玻璃体、眼底后壁、视网膜、视神经（鞘）等，见图2-1。

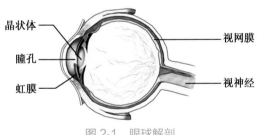

图2-1 眼球解剖

2. **视神经（鞘）** 位于眼球后方。典型视神经（鞘）前窄后宽，其眶内段前后长25mm，直径3~4mm，视神经直径2.2~3.3mm，见图2-2。视神经鞘膜腔是颅内硬脑膜、蛛网膜下腔的延续，颅内压急性增高，引起蛛网膜下腔内脑脊液代偿性外排，当脑脊液流入视神经鞘的量超过经蛛网膜颗粒回吸收入静脉的量时，视神经鞘直径（optic nerve sheath diameter, ONSD）增宽。研究表明眼球后眶内段ONSD随颅内压变化的弹性伸缩较明显。

3. **眼动脉** 起自颈内动脉（internal carotid artery, ICA），与视神经一起经视神经管入眶，先在视神经的外侧，然后在上直肌的下方、视神经上方越至眼眶的内侧前行，止于滑车上动脉。经眼窗，可探及ICA虹吸段-眼动脉-视网膜动脉（图2-3），眼动脉是ICA入颅后第一分支动脉，眼动脉移行入眼框，其分支之一为视网膜中央动脉。

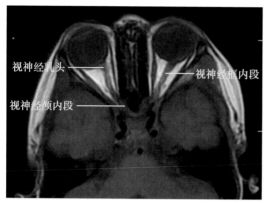

图 2-2 视神经(鞘)解剖结构(MRI 图像)

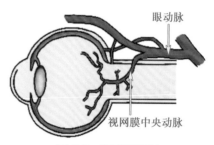

图 2-3 眼动脉解剖

二、检查条件

1. **探头** 选择高频线阵探头,频率为 7~10MHz。
2. **检查条件设置** 降低声功率,深度为 3~5cm。
3. **体位和扫查技巧** 嘱患者仰卧,平视前方,闭合眼睑,可用透明敷贴覆盖眼睑,避免超声耦合剂不慎溢进眼内;右手执笔式握持探头,以掌根作为支点,避免探头压迫眼球;可沿眼球轴位横切扫查,也可沿眼球轴位纵切扫查,也可非轴位扫查(图 2-4);注意轴位纵切扫查时,声束稍向鼻翼倾斜,眼球后方可见轮廓清晰的低回声结构。彩色多普勒模式下,可见球后眶内段区域,朝向探头的红色血流信号为视网膜动脉,近眶尖区红色血流信号为眼动脉。ONSD 评估颅内压变化具有瞬时性,而且操作简便,即对完全没有接触过眼部超声的临床医生也可以通过培训很快掌握。

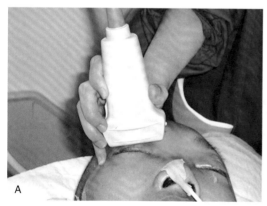
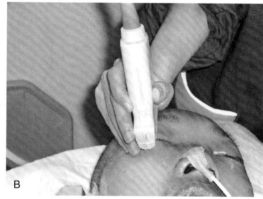

图 2-4 视神经(鞘)超声扫查手法
A. 轴位横切扫查;B. 轴位纵切扫查。

三、正常超声表现

1. **二维模式** 正常晶状体无回声,后囊膜呈不完整弧形强回声,玻璃体为完全无回声。眼球后方可见前窄后宽,低回声条状影;正常情况下,视神经鞘膜紧贴视神经,形成潜在鞘膜腔隙,见图 2-5。测量眼球后方 3mm 处 ONSD,正常参考值:成人 ONSD<5mm;儿童 ONSD<4.5mm。

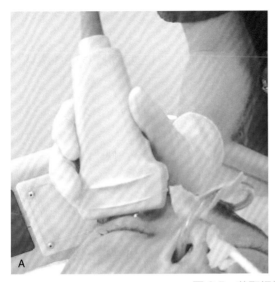
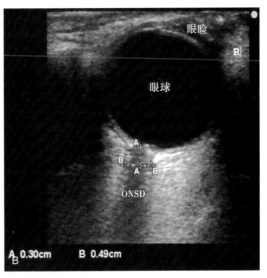

图 2-5　获取视神经(鞘)声像图

A.经眼窗轴位横切扫查;B.测量眼球后方 3mm 处视神经鞘直径(ONSD)。

2. **彩色模式**　眼球后方眶内区域,可见血流信号,朝向探头的红色信号为视网膜中央动脉,背离探头的蓝色信号为视网膜中央静脉,见图 2-6;靠近眶尖区,探及朝向探头的红色血流束为眼动脉,见图 2-7。

3. **脉冲多普勒模式**　眼动脉及视网膜动脉多普勒频谱呈低阻波形,见图 2-8。

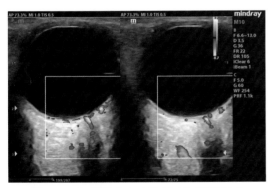

图 2-6　视网膜中央动脉(左)和静脉(右)

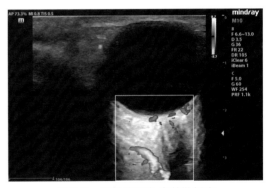

图 2-7　眼动脉彩色多普勒超声

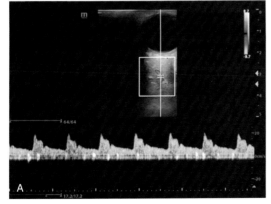
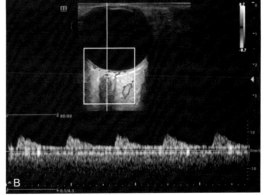

图 2-8　眼动脉(A)和视网膜动脉(B)频谱

四、异常超声表现

1. **急性颅内压增高** 经眼窗,超声扫查眼底表现为视网膜及视盘水肿;ONSD增宽;眼动脉及视网膜动脉多普勒频谱呈高阻波形,见图2-9。

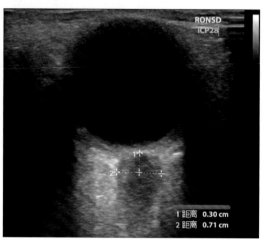

图2-9 视网膜水肿

视神经鞘直径7.1mm,相应监测的有创颅内压28mmHg。

2. **颜面部创伤致眼球损伤** 经眼窗,超声可见视网膜剥离、眼球内出血或异物等,见图2-10。

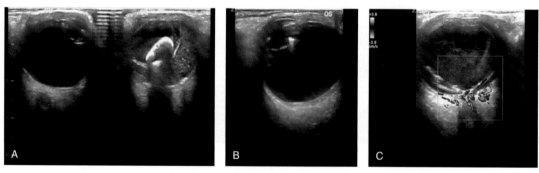

图2-10 颜面部创伤致眼球损伤

A.玻璃体外伤异物;B.前房外伤异物;C.视网膜脱落,玻璃体积血。

五、病例

患者,男,36岁。因"外伤致意识不清6小时"入院。患者体循环不稳定,床旁行视神经鞘超声检查,提示双侧ONSD均>5mm;急查头颅CT示:颅内出血,见图2-11。

六、注意事项

颅内压在一定范围内增高,ONSD随之增大,当增高的颅内压回落后,ONSD随之减小,即ONSD与颅内压在一定范围内存在相关性。但需注意视神经(鞘)直径的测量方法:轴位横切法和轴位纵切法参考正常值范围不同。目前对于这一无创监测颅内压的方法仍存在问题：一是 ONSD 估测颅高压的临界值目前尚不明确；二是如何保证操作者所测 ONSD 的一致性和准确性需要进一步明确。

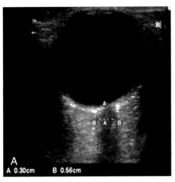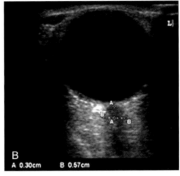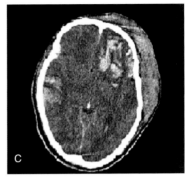

图 2-11　双侧视神经鞘直径超声及头颅 CT
A. 右侧视神经鞘直径 0.57cm；B. 左侧视神经鞘直径 0.56cm；C. CT 示脑出血。

第二节　颅内外血管超声

一、解剖要点

1. **颅内外血管**　脑组织由 4 条血管供血：2 条 ICA 和 2 条椎动脉。ICA 供应大脑前循环的大部分，椎动脉供应大脑后循环，见图 2-12。

2. **ICA**　两侧颈总动脉在甲状软骨上缘水平分为 ICA 和颈外动脉。ICA 在颈部没有分支，入颅后，成为 ICA 颅内段，出海绵窦后立即发出眼动脉，在前床突发出后交通动脉，进一步向上方走行，ICA 分大脑中动脉（middle cerebral artery，MCA）、大脑前动脉（anterior cerebral artery，ACA），并向后发出脉络膜前动脉。

3. **椎动脉**　锁骨下动脉分支椎动脉在颈部走行于颈椎横突孔内，双侧椎动脉在脑桥延髓交界水平，汇合成基底动脉，基底动脉向上走行，最终分成 2 条大脑后动脉（posterior cerebral artery，PCA）。

4. **颅内大脑动脉环（Willis 环）及主要分支动脉**　大脑基底部有一个多边形的动脉环，即大脑动脉环，见图 2-13，它由前交通动脉和后交通动脉将两侧 ACA、MCA 及 PCA 连接在一起构成。

二、检查条件

1. **探头**　低频相控阵探头，频率为 1~5MHz。
2. **检查条件设置**　选择 TCD 模式。
3. **体位和技巧**　见图 2-14，未开颅患者，嘱患者仰卧位，头偏向一侧，通常经颞窗探查，将探头置于翼点附近，探头标识指向额面侧，稍旋转探头，声束与冠状面夹角为 10°~20°，同时探头稍向头顶倾斜 10°~20°；为获取可辨认结构的二维图像,探头可在耳屏前方,颧弓后方区域内移动,直至获取可辨析的图像；尽可能地降低频率,增加声波穿透力,使声波能穿透颅骨；当患者两侧颞窗仅一侧透声良好时,可通过增加探查深度(>13cm),移动彩色多普勒框,进而探测对侧血流,对侧 MCA 血流方向背向探头,呈蓝色血流信号。开颅患者,可经骨瓣缺损窗口探查。

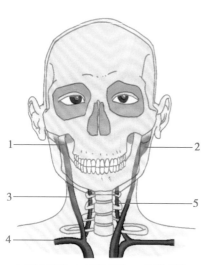

1. 颈内动脉；2. 颈外动脉；3. 颈总动脉；
4. 锁骨下动脉；5. 椎动脉。

图 2-12 颅外血管解剖

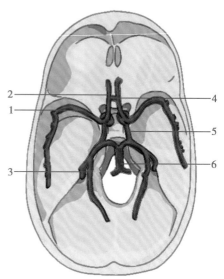

1. 大脑中动脉；2. 大脑前动脉；3. 大脑后动脉；
4. 前交通动脉；5. 后交通动脉；6. 椎动脉。

图 2-13 大脑动脉环及主要分支动脉解剖

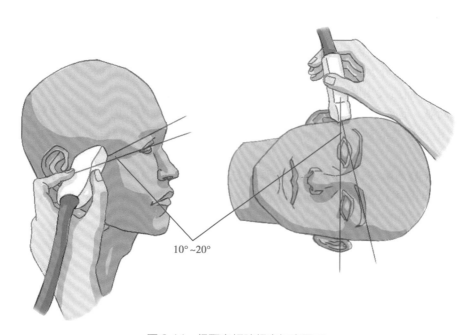

10°~20°

图 2-14 经颞窗颅脑超声扫查图示

（1）颅脑二维超声：经颞窗（翼点附近）或骨瓣缺损窗口，探头标识指向额面侧，调节探查深度，观测对侧颅骨回声，稍向额侧倾斜探头，可见因脉络丛所致高回声影或侧脑室积液所致的低回声影。对于骨瓣缺损或透声窗良好的患者，可扇面扫查颅内二维超声结构。

（2）颅内大脑动脉环及主要分支动脉：经颞窗（翼点附近）或骨瓣缺损窗口，获取中脑层面的二维超声图像，可将彩色多普勒框置于目标血管的走行区域内进行扫查，通过朝向探头的红色血流与背向探头的蓝色血流进行辨认目标血管。MCA 是最重要的、需辨认的颅内血管，为从中脑前外侧，深度 4~6cm 处为 ICA 分叉，呈朝向探头，弯曲向颅外走行的红色血流；沿中线向头侧走行，呈背向探头的蓝色血流为 ACA；将彩色多普勒框移至中脑区，在中脑平面可见 PCA，从大脑脚间池（基底动脉分叉处）发出，围绕大脑脚走行，PCA 近端呈红色血流，沿脚间池移行出颅后变为蓝色血流，见图 2-15。

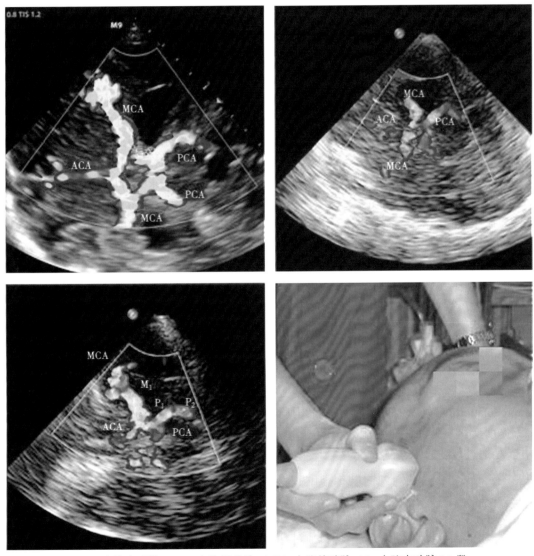

MCA. 大脑中动脉；PCA. 大脑后动脉；ACA. 大脑前动脉；M$_1$. 大脑中动脉 M$_1$ 段；
P$_1$、P$_2$. 大脑后动脉 P$_1$ 段、P$_2$ 段。

图 2-15　颅内大脑动脉环及主要分支动脉彩色多普勒超声图像

三、多普勒血流频谱分析及参数解读

1. 多普勒血流频谱原理 多普勒频谱可以看作是运动的血液产生的多普勒频率图像。多普勒频谱关键成分包括时间、频率、速度和多普勒信号强度。多普勒频谱横轴表示时间,声束与血流方向夹角为多普勒角度,多普勒频谱纵轴表示血流速度或多普勒频移信息,两者可以通过多普勒方程互相转换。为了获得准确的血流速度,要求多普勒角度必须 ≤60°,>60° 时测量结果不可靠。频谱显示的血流方向与探头有关,血流朝向探头,频谱显示在基线上方;反之则显示在基线下方。

2. 多普勒血流参数 每个心动周期,动脉血流都会在频谱上形成一个波形,依据波形特点,分为低阻、中阻和高阻波形。低阻波形又称单向波,血流朝一个方向流动,且待测血管所灌注的组织阻力较低;中阻波形介于低阻和高阻波形之间;高阻波形具有窄而高尖的收缩峰,舒张期血流逆转或缺失,表明血管灌注阻力很高。血流频谱形态的定量测量分析中,最常用的包括搏动指数(pulse index,PI)、阻力指数(resistance index,RI)、收缩峰流速(peak systolic velocity,PSV)和舒张末期流速(end diastolic velocity,EDV)的比值(S/D)、平均峰流速(mean flow velocity,MFV)。

3. 颅内血流动力学特点 颅脑作为高血供、高氧耗器官,极易受到缺血缺氧性损害,短暂脑血流中断(3~8 分钟)即可导致脑功能障碍,引起脑细胞死亡。影响脑血流量的因素主要是动脉压、静脉压及脑血管阻力,其中静脉压对血流的影响甚微。脑血管存在自身调节机制,脑血流量除依赖于心排血量和血容量,机体还可通过肌源性、神经源性的血管调节机制保证血压在一定范围内波动,使脑血流量保持恒定,并根据不同区域血供需求进行局部调节。

(1)脑血管压力反应性:正常成人的平均动脉压在 80~180mmHg 时,脑血流量并不消极被动地随血压升降而涨落,而具有一种自动调节的功能,即血压升高使脑的小动脉收缩,脑血流量减少;当血压下降时可发生脑小动脉扩张,使脑血流量增加。这种自动调节保证了脑血流量的相对稳定。

(2)脑血管二氧化碳反应性:脑血管阻力和脑血流量成反比,即脑血管阻力增加时,脑血流量减少,反之亦然。影响脑血管阻力最大的因素是脑小动脉管径的大小,且其主要由二氧化碳分压来调节。当二氧化碳分压升高时,可使脑血管扩张;当二氧化碳分压下降时,则脑血管收缩。

4. 颅脑超声评估颅内血流动力学状态 多普勒超声评估脑血管自动调节,是通过动态监测颅底大动脉(MCA 为主)血流速度变化与动脉血压变化的相关性,即自动调节指数(autoregulation index,ARI)或联合有创颅内压(invasive intracranial pressure,ICP)监测,比较脑血流速度变化与脑灌注压变化,即平均流速指数(mean velocity index,Mx);评估脑血管储备功能,是通过过度通气、屏气或吸入二氧化碳试验等改变二氧化碳分压水平,评估脑血流速度的应变能力,见图 2-16。间接评估全脑灌注情况时,不能单纯依赖多普勒血流速度,还需结合血流频谱形态、脑氧及其他监测指标综合评估。目前,临床对超声评估脑血流动力学结果的解读主要集中在多普勒参数(包括血流速度及衍生参数 PI)。作为多普勒衍生参数,MCA-PI 受颅内外多因素影响,如年龄、血压、心排血量、血管弹性、血管顺应性等。此外,在疾病的不同阶段,不同病因所致的急危重脑损伤患者(脑血管病变、创伤性脑损伤、心肺复苏术后等)脑血管自动调节受损程度不同,如何准确解读颅脑多普勒血流信息结果,评估脑血流动力学状态,对临床医生而言极具挑战性。

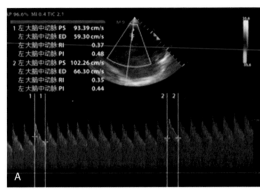
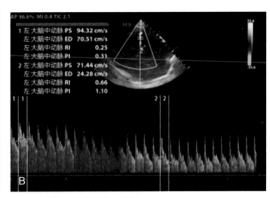

图 2-16　颅脑多普勒超声评估脑血管二氧化碳反应性

屏气（A）和过度通气（B）期间，动态监测大脑中动脉脑血流频谱。

四、正常超声表现

1. 二维超声下颅脑形态结构　经颞窗，获取断层 CT 中脑层面的颅脑二维超声图像，可辨认出对侧颅骨、颞骨的蝶翼、基底池、侧脑池、四叠体池等。

2. 多普勒超声下颅内大脑动脉环及主要分支动脉频谱参数　获取中脑层面的二维超声图像后，联合多普勒超声模式，可见大脑动脉环部分节段血流信号，颞窗透声佳的患者，可见完整的大脑动脉结构；脉冲多普勒模式下，待测血管选定后，应尽量调整声束角度，使声束与血流方向夹角<20°。手动校正取样框内的角度后，测量血流速度时可自动进行角度补偿。获取待测血管的血流频谱及多普勒参数，包括 PSV、EDV、MFV、PI 等，见图 2-17。

脉冲多普勒超声中，正常颅内动脉血管的多普勒频谱呈低阻波形，且血流速度由高到低依次为 MCA、PCA、ACA。因颅脑血供以前循环为主，且 MCA 占前循环血供的 70%，所以主要测量 MCA 的血流频谱及多普勒参数。正常 MCA 呈低阻波形，PI 为 0.6~1.1，MFV<100cm/s，PSV<160cm/s。

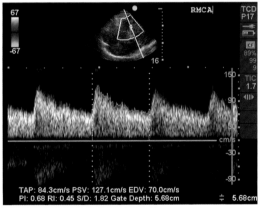

TAP. 时间平均流速；PSV. 收缩峰流速；
EDV. 舒张末期流速；PI. 搏动指数；RI. 阻力指数。

图 2-17　大脑中动脉多普勒血流频谱

五、异常超声表现

1. 颅脑结构异常　如中线偏移、脑室积水、颅内出血等，见图 2-18。

2. 脑死亡波形　收缩期钉子波伴舒张期断流或反向血流频谱，见图 2-19。

3. 脑血管痉挛或狭窄波形　狭窄（<70%）血管处血流速度增快，狭窄近心端血流速度减慢，狭窄远心端血流速度正常或减慢，见图 2-20。痉挛血管的血流表现：待测节段血管痉挛，血流速度增快；待测血管远端痉挛，血流速度减慢或合并 PI 增高。如通过血流速度增快筛查自发性蛛网膜下腔出血是否继发脑血管痉挛，以 MCA 为例，MFV≥100~120cm/s，PSV>160~220cm/s 提示脑血管痉挛，但需与脑充血进行鉴别，可采用 MCA 与 ICA 平均血流速度的比值（lindegaard 指数）鉴别，lindegaard 指数>3 提示脑血管痉挛，≤3 提示全脑高充血。

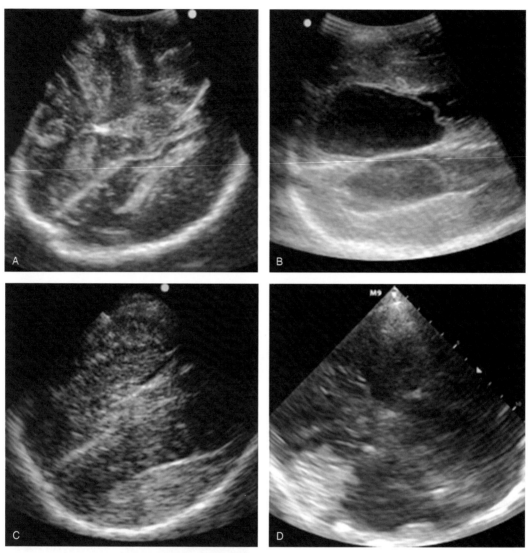

图 2-18　颅内结构异常二维声像图

A. 中线偏移；B. 脑室扩张；C. 硬膜外出血；D. 脑实质出血。

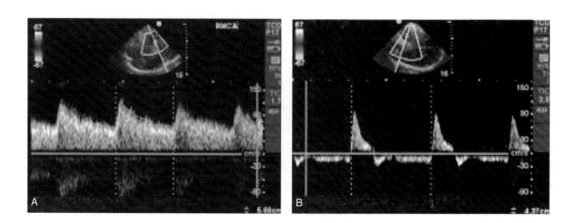

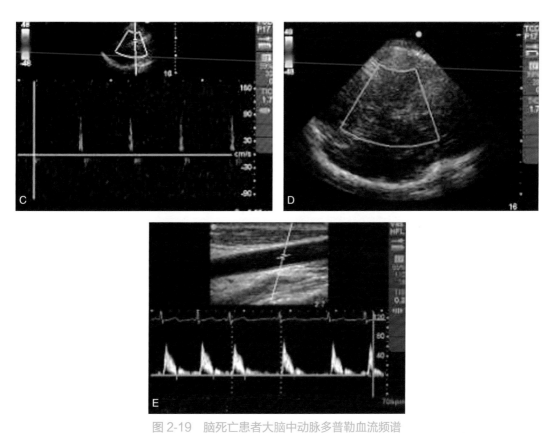

图 2-19　脑死亡患者大脑中动脉多普勒血流频谱

A. 正常脑血流频谱；B. 舒张期反向血流（脑血流震荡波）；C. 钉子波、舒张期无血流；
D. 彩色多普勒下未见血流信号；E. 脑死亡患者颈动脉血流频谱、高阻波形。

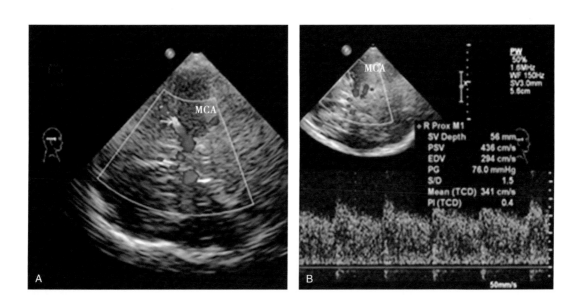

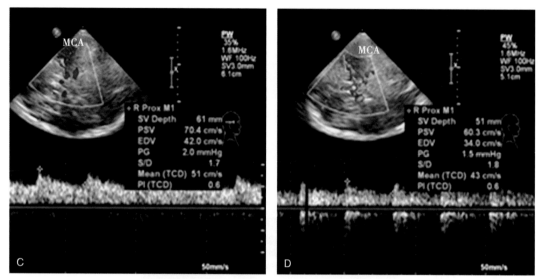

图 2-20 大脑中动脉 M₁ 段狭窄多普勒血流频谱

A. 彩色多普勒超声下大脑中动脉；B. 狭窄血管处多普勒血流频谱，血流速度明显增快，收缩期峰流速为436m/s，平均流速为341m/s；C. 狭窄血管近端血流频谱收缩期峰流速为70.4m/s；D. 狭窄血管远端血流频谱收缩期峰流速为60.3m/s。

4. 脑血管高阻波形 收缩期血流与舒张末期血流波动明显，测得 PI>1.3，见图 2-21。

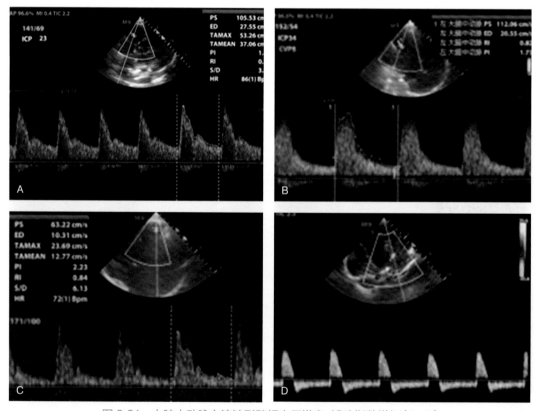

图 2-21 大脑中动脉血流波形随颅内压增高，搏动指数增加（A~D）

六、病例

病例 1 颅脑多普勒血流频谱实时反馈自发性脑出血患者强化降压治疗的安全性,见图 2-22。

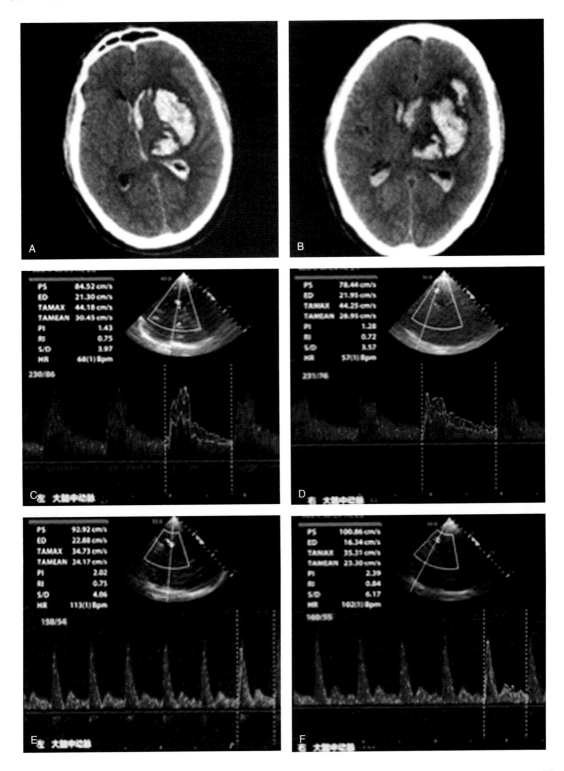

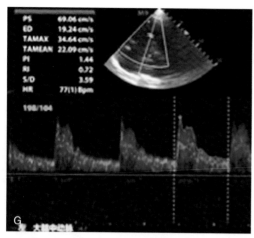
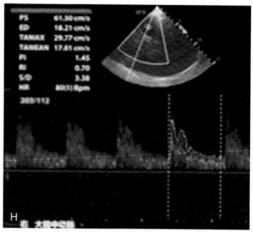

图 2-22 自发性脑出血患者亚急性期(A、B),血压在不同水平波动下,
大脑中动脉的多普勒血流频谱及参数(C~H)。

当收缩压靶向<160mmHg 时,双侧多普勒谱显示 MCA-PI>2,表明脑血管阻力较高,脑灌注较差。通过调整降压药物滴定,脑血流波形显示当收缩压约为 200mmHg 时 PI<1.5。

病例 2 高处坠落脑外伤患者,急诊行去骨瓣开颅减压术后,收治急诊重症监护室治疗。期间再次发生脑室出血,床旁行颅脑超声检查:经去骨瓣窗口进行脑实质二维超声探查,联合多普勒超声,探测 MCA 多普勒血流频谱,见图 2-23。

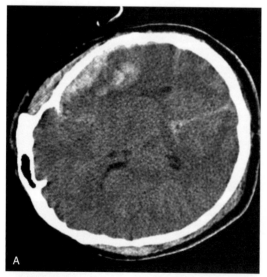
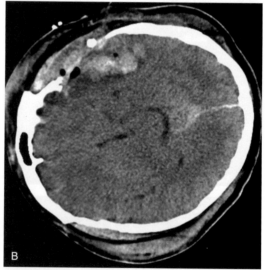

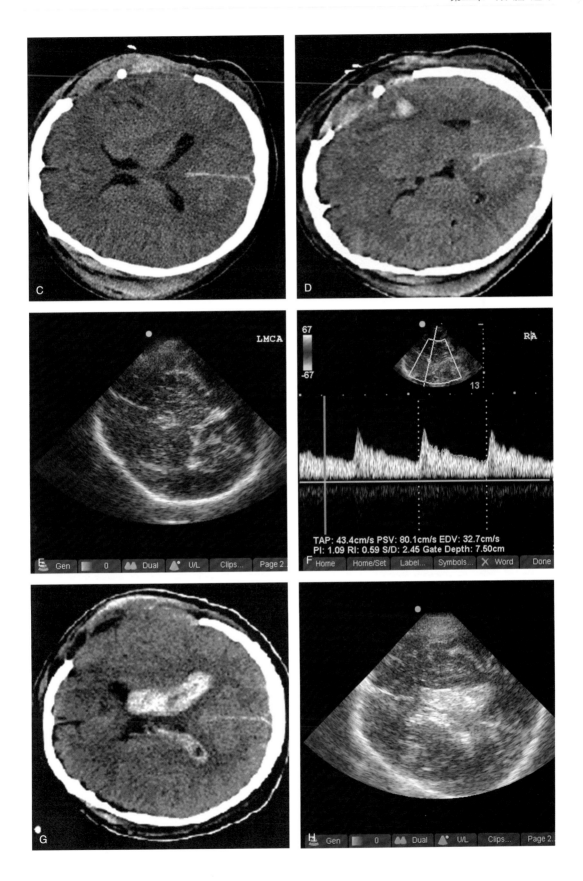

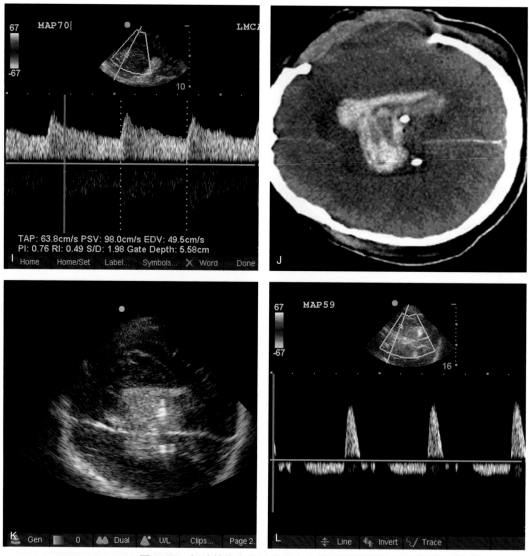

图 2-23　颅脑外伤患者继发脑出血颅脑超声探查

A、B. 术前头颅 CT；C、D. 术后头颅 CT；E. 术后颅脑二维超声图像；F. 术后大脑中动脉血流频谱；G~I. 再发脑室出血后，头颅 CT、颅脑二维超声图像、大脑中动脉血流频谱；J~L. 脑室引流中，患者瞳孔散大，进展为脑死亡，头颅 CT、颅脑二维超声图像、大脑中动脉血流频谱。

七、注意事项

可能导致误判的原因分析和纠正方法如下。

1. 由于多普勒角度依赖性，血流方向与声束方向的夹角影响测量值与真实值的关系；因 MCA 血流朝向颅外，尽可能调整声束方向与 MCA 血流方向夹角<20°，减少测量误差；应对同一支血管不同节段测量，联合颅内外血流信息综合分析。

2. 综合分析颅内外血管多普勒血流信息，首先需排除单支血管、节段性病变导致的异常血流频谱；其次考虑体循环是否影响颅内血流频谱分析结果；最后结合急性脑损伤的病理生理改变，联合脑灌注压、脑血流、脑氧、脑电等多模态脑功能监测技术，综合分析。

小结

1. 颅脑超声可用于筛查急性脑损伤患者是否存在高颅压、脑灌注不足、颅内循环异常及脑死亡。

2. 颅脑超声还可动态监测脑灌注状态、联合其他脑功能相关监测,如脑灌注压、脑氧饱和度、脑电等,综合分析指导脑保护的个体化治疗。

第三章
气道超声

一、解剖要点

床旁超声可探查的气道主要为进入胸腔之前颈部的上气道,主要有软骨等支撑作用的骨性结构,见图 3-1。自上而下分别如下。

1. **舌骨** 位于下颌骨的下后方,呈马蹄铁形,舌骨为局部唯一的骨性结构,超声表现为拱桥状高回声。

2. **甲状软骨** 构成喉的前壁和侧壁,形状如同竖立的向后半开的书,两侧由左右对称的甲状软骨翼板在颈前正中线汇合形成一定的角度。甲状软骨上缘正中有一个"V"形凹陷,称甲状软骨切迹,为识别颈正中线的标志,甲状软骨呈山峰状。

3. **环状软骨** 喉与气管环中唯一完整的环形软骨,位于甲状软骨之下,下接气管,前部较窄,称环状软骨弓,环状软骨是唯一环状闭合的气管软骨。

4. **甲状舌骨膜** 连接甲状软骨上缘与舌内下缘,其中央及两侧后缘增厚部分,称甲状舌骨中韧带及甲状舌骨侧韧带。

5. **环甲膜** 连接甲状软骨下缘与环状软骨上缘,其前面中央增厚部分称环甲中韧带。

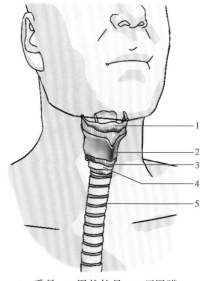

1. 舌骨;2. 甲状软骨;3. 环甲膜;
4. 环状软骨;5. 气管软骨。

图 3-1 咽喉部解剖结构

二、检查条件

1. **探头** 常用高频线阵探头,观察深部组织时可选用凸阵探头。

2. **扫查条件及设置** 深度一般 3~5cm,可根据患者情况调节深度和增益。

3. **体位及扫查技巧** 嘱患者仰卧位,时间允许时可颈下垫枕使下颏呈略抬起状,自下颏至胸骨柄上缘,进行横切、纵切、斜切扫查,检查过程中尽可能多地涂抹耦合剂,以避免对气道施压造成患者不适,见图 3-2。

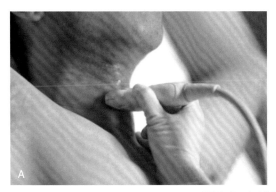
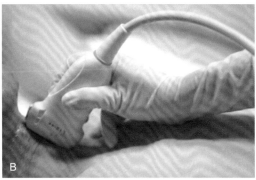

图 3-2　气道超声扫查手法
A. 横切面扫查；B. 纵切面扫查。

三、正常超声表现

　　将超声探头置于下颏处，可见舌体、舌前间隙，还有 2 个下颌舌骨肌，见图 3-3；探头向下，可见舌骨，见图 3-4；探头再向下，可见甲状软骨，见图 3-5；探头再向下，可隐约看到环状软骨，见图 3-6，甲状软骨和环状软骨之间是环甲膜，见图 3-7；探头再向下可见气管环，见图 3-8，在气管环的左下角，可以看到食管上端的入口，见图 3-9。

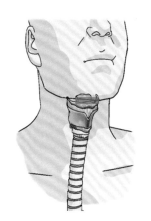
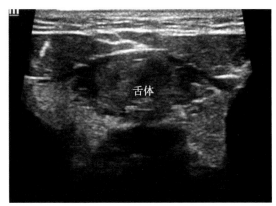

图 3-3　舌体及周围组织

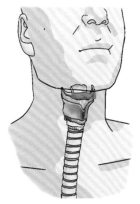
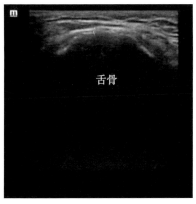

图 3-4　舌骨声像图

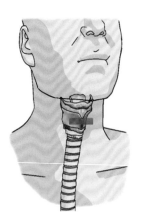
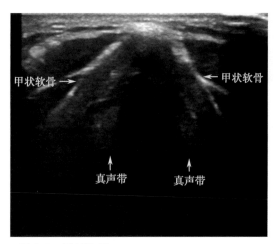

图 3-5　甲状软骨

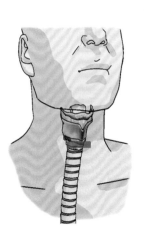
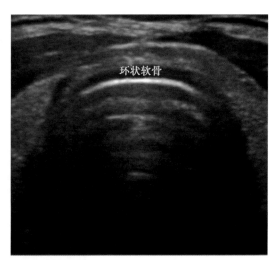

图 3-6　环状软骨

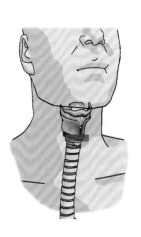
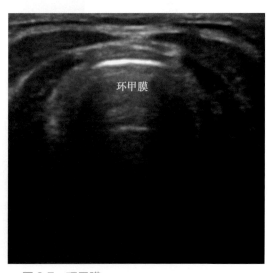

图 3-7　环甲膜

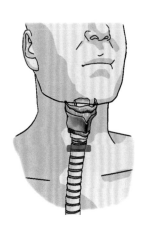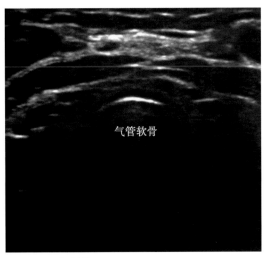

图 3-8 气管软骨

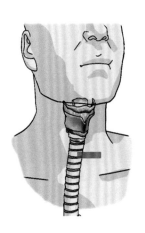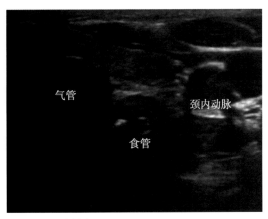

图 3-9 食管入口

四、应用

1. 气管直径测量 在有计划的气管插管操作前,可先利用床旁超声对气管直径进行更精确的评估,有助于选择更加合适的插管直径。由于气管的左右径<前后径,因此,选择测量左右径即可,见图 3-10。气管的正常横向内径男性为 15~25mm,女性为 10~21mm。

2. 确认气管导管的位置 气管在正常状态下,横切面可见气管软骨环,其后方可见较短"彗星尾征",见图 3-11;纵切面可见气管软骨环横截面及与紧邻其深处的气体交界面形成的高亮气管影,见图 3-12。

行气管插管术后,横切面可清楚地看到气管软骨环,其内气管导管后可见"彗星尾征";纵切面可清楚地见到气管导管走行于气管内,见图 3-13。

在气管导管球囊充水时,可清楚判断球囊位置,并可根据球囊与导管尖端的距离判断导管尖位置,以免导管过深或过浅。亦可将探头置于胸骨上,依据球囊充气时气管发生形变来判断气管位置。考虑到判断气管插管深度有多种可靠的临床方法,不推荐首选此方法判断气管导管位置。

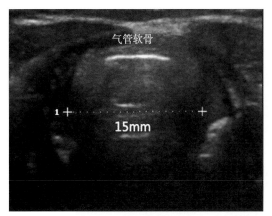

图 3-10　气管横径声像图

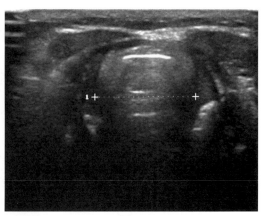

图 3-11　气管横切面声像图

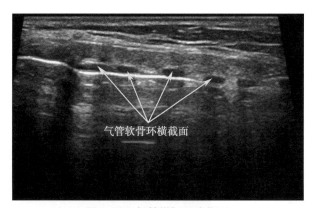

图 3-12　气管纵切面声像图

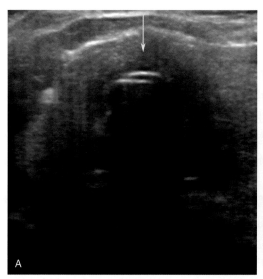

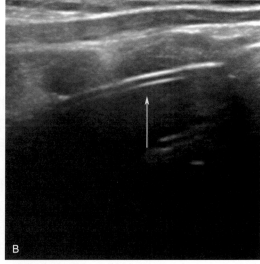

图 3-13　气管插管后声像图
A.横切面；B.纵切面。

4. **环甲膜穿刺**　超声确认环甲膜位置,即甲状软骨和环状软骨之间。将探头横置于甲状软骨(图 3-5),可见山峰状回声,探头向下移动直至山峰尖端出现缺口,再向下可见环状软骨(图 3-6),出现缺口处就是环甲膜(图 3-7),后方可见伪像,类似肺超声中的"A 线"。将探针在超声平面,避开血管,进入气管;或定位后直接进行穿刺(图 3-14)。即使超声可以准确定位和避开血管,但在紧急情况下,对于大部分医生来说,应用解剖标志判断耗时更短,超声的准确判断依赖于操作者的熟练程度,不应因使用超声而延误患者抢救时机。

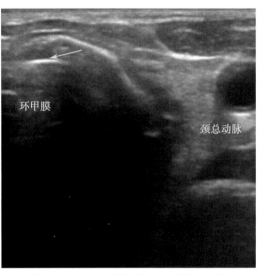

图 3-14　于环甲膜处避开血管进行穿刺

5. **气管切开术定位**　气管切开时,使用气道超声探查可以协助气管切开定位,选择理想的切口位置和方向,避免损伤血管、神经、甲状腺等局部组织和器官,减少操作并发症。非紧急情况下的气管切开,优先使用超声进行位置确定和切开计划制定是更加安全的选择。

6. **改良 Sellick 法**　气管插管进行麻醉时,或行心肺复苏时,常用传统 Sellick 法(图 3-15A),在环状软骨的前方施加压力,使环状软骨向后移动压迫后方的食管,阻止胃内容物反流进入口咽部,以防止吸入性肺炎。

临床实际情况是食管常位于气管左后方,向后方压迫环状软骨往往不能达到有效压迫食管的效果。因此使用改良 Sellick 法(图 3-15B),在环状软骨的前方向左后方施加压力,使环状软骨向左后移动压迫后方的食管。

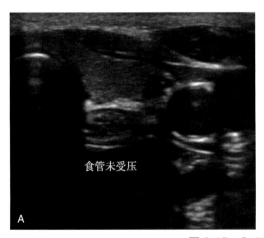
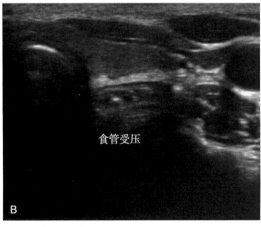

图 3-15　Sellick 法食管声像图
A. 传统 Sellick 法;B. 改良 Sellick 法。

五、病例

病例 1　患者因低氧行气管插管,插管后氧合未见改善,进行气道超声扫查发现食管走行区导管影改变,考虑气管导管误入食管,见图 3-16。

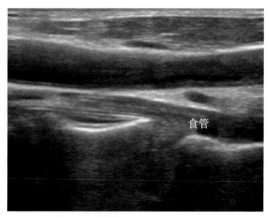

图 3-16 气管导管误入食管

病例 2 患者因肺炎无法拔除气管插管拟行床旁经皮气管切开,因触诊发现左侧甲状腺肿大,使用床旁超声协助切开位置定位等术前评估,超声提示左侧甲状腺可见一个35mm×21mm大小结节,并压迫气管导致气管右偏(图 3-17),在患者正中线偏右侧可获得气道纵切面(图 3-18)。因患者局部解剖结构异常,经皮气管切开风险大,选择传统气管切开。

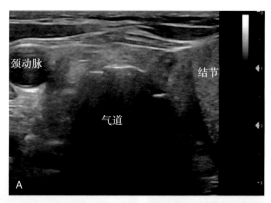

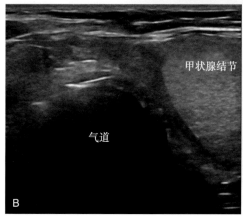

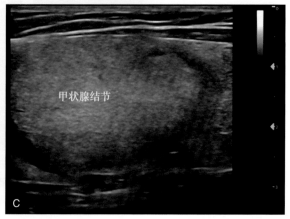

图 3-17 气管横切面(A~C)

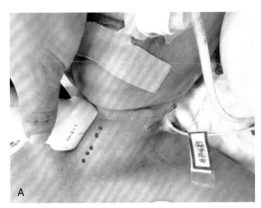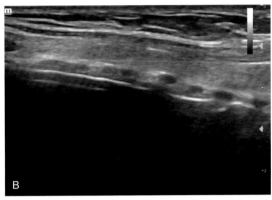

图 3-18 气管纵切面(A、B)

小结

1. 气道超声的准确使用依赖于操作者对气道相关解剖结构的准确识别。

2. 由于准备检查物品(超声机、耦合剂)需要一定的时间,在紧急气管插管、环甲膜穿刺的情况下,不建议将床旁超声引导下建立人工气道作为首选方案。

3. 气管切开时,推荐使用气道超声精确定位切开位置,避开血管、神经等,减少并发症。

第四章
胸膜与肺脏超声

学习目标

掌握 正常肺脏超声表现。

掌握 常见肺部疾病的超声表现。

一、解剖要点

胸腔由胸壁和膈肌围成,中间为纵隔,两侧为左右胸膜腔及左右肺叶。胸壁自外向内为肌肉、肋骨、胸膜和肺脏。其中胸膜分为脏胸膜和壁胸膜,覆盖于肺表面的胸膜称为脏胸膜,而紧贴胸廓内壁的胸膜称为壁胸膜,其位置相对固定。

在呼吸运动时两层胸膜间相互移行,之间的潜在间隙称为胸膜腔,正常情况下胸膜腔为负压的密闭性结构,存在少量浆液,可减少呼吸时脏胸膜和壁胸膜间的摩擦。肋胸膜与膈胸膜折返处称为肋膈隐窝,是胸膜腔的最低部位,胸膜腔出现游离积液时首先积聚于此。

肺主要作为气体交换的场所,正常情况下充满气体,仅含少量血管和淋巴管,尤其是靠近胸膜的周围肺小叶,气体含量比例更高。由于肺内气体干扰超声对肺深部结构的扫查,肺内病变需靠近胸膜才会在超声图像中有所显现,或超声声束仅可通过病变的外周肺组织才有向更中心部位病变探查的可能。

二、检查条件

1. **探头** 常选用低频凸阵探头。胸壁较薄的患者也可选用高频线阵探头。

2. **扫查条件** 扫查深度根据目标结构做适当调整。观察胸膜时,应将扫查深度调整为被扫查点胸壁厚度的 2 倍,将胸膜置于扫查深度中间。探头与胸膜略成锐角便于识别胸膜滑动。观察病变肺组织和 B 线等征象时,常将深度增大至 >15cm。

根据患者体型进行灵活调整很有必要。

3. **扫查方法** 将胸腔分成前、外、后 3 大区域。前区由胸骨、锁骨、腋前线围成。外侧区位于腋前线和腋后线之间。后区位于腋后线和脊柱之间。对于完整的肺部检查,应在上述区域所有肋间逐一扫查。由于肺内病变的特殊性,即均表现为气水比例的变化,因此,对肺部疾病的气水比例的推断影响肺脏超声探查的主要区域。当可疑患者为气胸时,选前胸壁进行探查;当可疑患者为肺水肿 / 胸腔积液等液体增多的病变时,选下后胸壁区域进行探查,因为重力的影响,少量积液在侧壁下后段探查较为明显,见图 4-1。对于不同扫查目的和不同肺部病变,扫查部位和重点区域均不同。

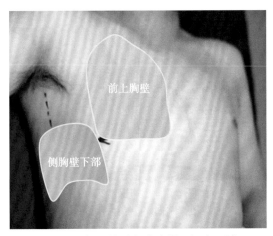

图 4-1 仰卧位肺部病变常用探查区域

三、正常超声表现

胸壁组织、胸膜与肺内的气体声阻抗差大,是强反射界面,声波传播到肺表面后由于声阻抗差大,绝大部分声波反射回探头,无法进入深部组织,所以无法形成肺组织的图像。正是由于这种特性,声波射入胸腔时会产生某些伪像,而这些伪像存在与否或改变有助于评估胸部结构和状态。

1. 胸膜线、胸膜滑动征和"沙滩征" 探头位于肋间隙,距软组织层最近,紧贴肋骨深处的一条弧形高回声线为胸膜线,见图 4-2。正常情况下,实时 B 模式可见随呼吸运动脏胸膜和壁胸膜之间相互滑动,称为胸膜滑动征;M 模式时可见胸膜滑动引起的胸膜线深处砂粒样改变,称为"沙滩征",见图 4-3,能量多普勒观察取样框内的胸膜线后方出现多普勒信号。当探头与局部胸膜之间呈直角时反射信号更强,可以看到多条 A 线,呈更倾斜的角度时两层胸膜之间的相对运动更清晰。此三种超声征象是胸膜与脏胸膜和壁胸膜之间相互运动在 B 模式、M 模式的成像。

2. A 线 B 模式下可见胸膜线后方多条等距的、回声强度逐渐减低的、与胸膜线相平行的回声伪像,见图 4-2。

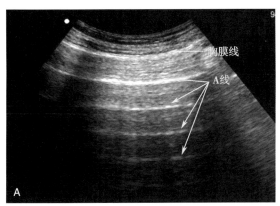
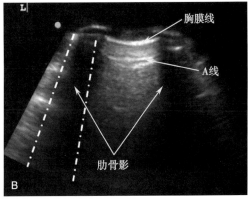

图 4-2 胸膜超声

A. 横切扫查胸膜线和 A 线;B. 纵切扫查"蝙蝠征"。

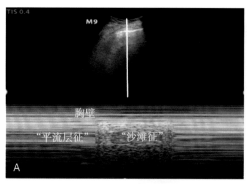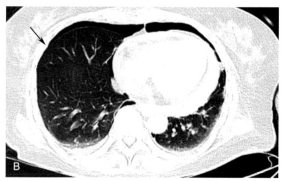

图 4-3　超声探查气胸

A.M 模式时"沙滩征"和"平流层征"；B.肺点(箭头)对应的 CT 位置。

3."蝙蝠征"　当探头纵切扫查时,声像图中出现上下肋骨及透过肋间隙可见的胸膜和肺部图像,肋骨在 B 模式下形成肋骨后方声影,上下肋骨和二者中间的胸膜线共同存在于声像图时的影像称为"蝙蝠征",见图 4-2B。

四、异常超声表现

当肺内发生病变时,肺的气水比例发生改变,可以大致将肺内病变概括为气水比例增加和气水比例减低两类。

1.气水比例增加　常见的病变包括气胸、肺气肿、哮喘、慢性阻塞性肺疾病(chronic obstructive pulmonary disease,COPD)等,均为肺内气体含量增高,除了气胸外,其他气水比例增加的肺部疾病在不合并感染的情况下,肺脏超声表现可与正常肺部无异。气胸时,因为胸膜被气体分隔,可出现以下肺脏超声征象。

(1)"平流层征"：M 模式下可见胸膜线下方由多条平行线组成的影像,见图 4-3A,也称"条码征",与之对应存在胸膜滑动的正常超声图像为砂粒样回声的"沙滩征"。

(2)肺点：B 模式动态观察可见有肺滑行的充气肺与无肺滑行的充气胸腔的分界点即为肺点。M 模式实时观察下见正常肺滑行的"沙滩征"与非正常的"平流层征"交替出现的位置即为肺点,见图 4-3。肺点被视为诊断气胸的最特异征象,但在胸膜粘连点和其交界也可能会形成胸膜滑动和不滑动的交界,因此超声表现出"平流层征"和"沙滩征"的交替,需要结合临床鉴别。

2.气水比例减低　常见的病变包括肺水肿、肺炎、肺实变、胸腔积液,此时,声阻抗差较前减小,因超声声束可发生透射和透射的反射而在声像图中可以显示肺内结构的信号。

(1)B 线：当肺内渗出增多或胸膜增厚时,小叶间隔内或肺泡内的液体被周围肺气包裹,声波在气液之间发生多重反射,产生振铃伪像,肺脏超声可见从胸膜发出的、激光束样、无衰减的直达屏幕边缘的高回声线,即 B 线,见图 4-4。

B 线的移动与肺滑动同步,且由于超声声束的物理特性,在 B 线出现的区域,A 线有被擦除的倾向。B 线间距为(7±1)mm 时称 B7 线,见图 4-5,即两个小叶间隔之间的距离,提示小叶间隔增厚。B 线间距为(3±1)mm 时称为 B3 线,见图 4-6,如果分布密度增加,提示重度间质水肿,相当于 CT 的磨玻璃改变。当 B 线大量聚集成簇时称为肺"火箭征",是肺水肿严重的表现,见图 4-7。

（2）"碎片征"：实变的肺组织深部边界与含气的肺组织之间的界限呈碎片样不规则图像，是局限性肺炎的主要征象，见图4-8。

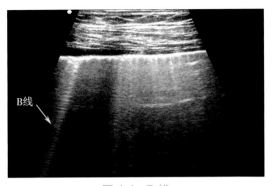

图4-4　B线

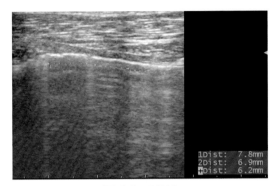

图4-5　B7线

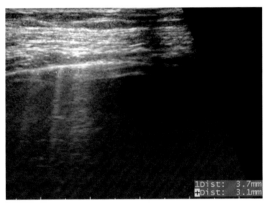

图4-6　B3线

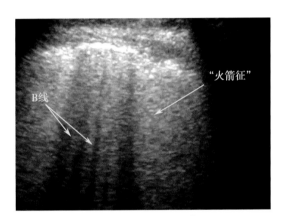

图4-7　肺"火箭征"

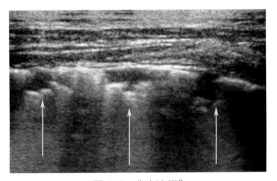

图4-8　"碎片征"

（3）肝组织征：肺泡被渗出液填充后出现的类似肝实质或脾实质的实性组织样回声，多见于大片肺实变，见图4-9。在肺实变中可看到支气管及支气管充气征，实时观察下可见气体在气管内运动的动态支气管充气征，见图4-10。

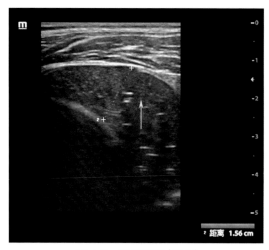

图 4-9　肝组织征(箭头)

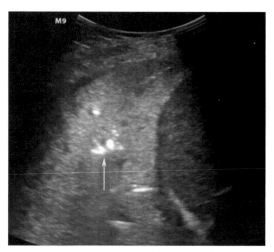

图 4-10　支气管充气征(箭头)

(4)胸腔积液:正常情况下,在肋缘下向上扫查右肝或脾和横膈时,膈下出现肝实质或脾实质回声(实像),声束遇到膈 - 肺界面而发生全反射,膈上也出现对称性的肝实质或脾实质回声(伪像),这种现象称为镜面伪像,见图 4-11。当出现胸腔积液时,积液部位的肺滑动、A 线、B 线及镜面伪像消失,代之以无回声的液性区域,见图 4-12。在大量胸腔积液的情况下,可见被压缩的肺叶随呼吸在积液中摆动,见图 4-13。

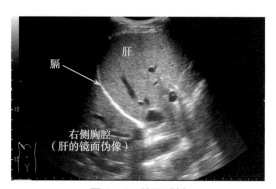

图 4-11　镜面反射

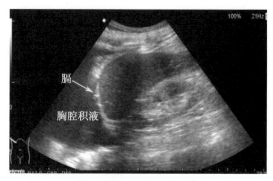

图 4-12　大量胸腔积液

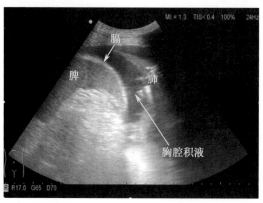

图 4-13　胸腔积液及被压缩的肺叶

胸膜和肺脏的超声征象很多,一种疾病在不同部位或病程的不同时期超声征象不同,多种疾病可能同时表现出同一种征象,不论是异常征象存在,还是正常征象的消失,均是肺脏超声判读时需要考虑的改变。关于呼吸困难肺脏超声的应用见第十六章。

小结

1. 倾斜探头避开肋骨获得更大可视声窗可以缩短检查时间。

2. 对于胸膜和肺的探查需要的角度和条件不同,选择合适的条件可提高检查的准确度。

3. 肺脏超声对于不靠近胸膜的病变探查效果不佳,使用时需综合判断。

4. 肺部疾病的分布特点和气水比例变化是超声检查很重要的理论指导。

第五章
心脏超声

学习目标

掌握 心脏切面及简单正常心脏超声表现。

掌握 常见急诊心脏疾病异常超声表现。

一、解剖要点

心脏是一个中空的肌性器官,位于两肺之间的前纵隔,由纤维性心包膜与周围组织器官隔离。心包膜由脏层和壁层组成。二者通常紧密贴合在一起,仅有极少量起润滑作用的积液。心包膜包绕整个心脏并延伸到大血管近端几厘米处。心脏通过间隔分为右心与左心两部分,每一部分被瓣膜进一步分为心房与心室两个腔。

心脏略向左旋转斜坐于膈肌上方,底朝右上后方,尖朝左下前方,标准的解剖学方位如冠状位、矢状位等并不适合用来描述心脏的位置。故常用心轴描述心脏位置(图 5-1):①心脏长轴,位于右肩与左髋的连线上;②心脏短轴,将心脏的长轴旋转 90°(左肩至右髋)。心脏的超声影像通常可在以下解剖位置获得,包括剑突下、胸骨旁及心尖,这些位置可较好地避开肋骨及肺脏的影响。

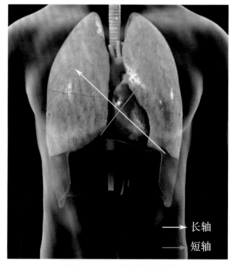

长轴

短轴

图 5-1 心脏解剖位置

二、检查条件

1. **探头** 选用相控阵探头,深度一般置于 15cm 左右,要探查心脏长轴时常因个体体型略做调整。

2. **扫查手法** 常将探头标识背向手心放置,在胸骨旁长轴切面时将标识朝向心底即患者右肩方向,使超声切面与心脏长轴同向,在进行短轴切面和心尖扫查时将标识朝向患者左侧,见图 5-2。

三、正常超声表现

床旁心脏超声多采用 B 模式和 M 模式进行初级评估,多普勒超声用于更复杂的测量,如评估心脏瓣膜功能、测量心脏收缩功能等。床旁心脏超声常用胸骨旁、心尖和剑突下 3 个标准的声窗对心脏进行探查,常用的切面包括胸骨旁长轴切面、胸骨旁短轴切面、心尖四腔心切面、

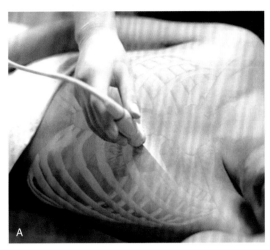
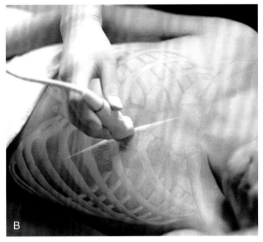

图 5-2 胸骨旁切面扫查
A. 短轴切面扫查；B. 长轴切面扫查。

心尖两腔心切面、心尖五腔心切面、剑突下四腔心切面和剑突下下腔静脉长轴切面，其中胸骨旁短轴切面包括大动脉水平、二尖瓣水平、乳头肌水平和心尖水平。

1. **胸骨旁长轴（parasternal long axis，PLAX）切面** 探头置于胸骨左缘第 3~5 肋间，声束垂直向后，扫查平面与患者右肩和左髋连线平行，探头标识朝向患者右肩。扇面由主动脉根部至心尖部展开，显示心脏的长轴断面。在这个位置，因心底到心尖的解剖结构在深度上可大致均匀分布，扫查深度无须特殊调整，见图 5-3。

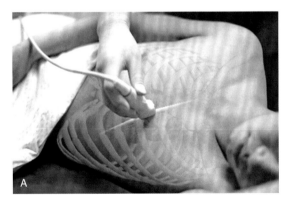
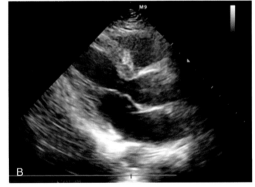

图 5-3 胸骨旁长轴切面 1
A. 扫查手法；B. 声像图。

PLAX 切面可显示右心室流出道、室间隔、左心室、左心室流出道、主动脉根部、升主动脉、主动脉瓣、二尖瓣、降主动脉横切面、心包等结构。可用于观察主动脉根部内径、壁厚度、壁回声强度及运动状态，评价有无主动脉根部扩张及内膜剥离；也可在此切面测量右心室流出道、左心室直径大小，观察心脏形态及测量左心室射血分数（left ventricular ejection fraction，LVEF）等。

在一般患者中，PLAX 切面较容易获得，但对于肺气肿等有肺部基础疾病的患者，此切面可能会因肺脏覆盖气体干扰而较难获得理想切面。患者左侧卧位可更好地获得此切面。

2. **胸骨旁短轴（parasternal short-axis，PSAX）切面** 将探头置于胸骨左缘第 3~4 肋间，

声束与胸壁垂直向背部,探测平面与左肩和右髋连线平行,探头标识朝向患者左肩。如已获得左心室长轴切面,则将探头顺时针旋转 90° 至左肩即可,见图 5-4。

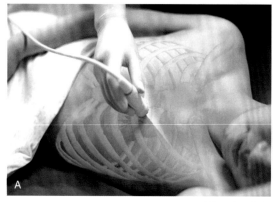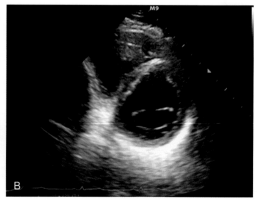

图 5-4　胸骨旁短轴切面
A. 扫查手法; B. 声像图。

　　PSAX 切面根据探头朝向患者的心底或心尖的方向略有不同,在心脏短轴的不同部位横切心脏,常用的 4 个切面有大动脉瓣水平、二尖瓣水平、乳头肌水平和心尖水平。在大动脉瓣水平切面可显示的结构有左右心房及其房间隔、右心室游离壁、主动脉瓣、三尖瓣、右心室流出道、肺动脉瓣,以及肺动脉主干,这些结构围绕位于中间的主动脉瓣。探头扫查平面向患者心尖方向稍偏移,尾端向患者头端倾斜(扇的手法),即可得到二尖瓣水平切面,在二尖瓣水平切面可观察到左心室及右心室横断面、室间隔和二尖瓣。再继续倾斜探头可得到乳头肌水平切面(继续使用扇的手法),在此切面可观察到的结构有右心室、左心室、室间隔和乳头肌。扫查平面继续偏离患者头部,朝向心尖方向,可得到心尖水平切面,此切面仅可观察到左心室、右心室及相应部位的室间隔横切面。在 PSAX 切面可观测心室各节段收缩、室壁运动情况,主动脉瓣、二尖瓣开合情况,可测量主肺动脉宽度、肺动脉压等。

　　3. 心尖四腔心(apical four-chamber,A4C)**切面**　探头置于心尖搏动点内侧 1cm 左右,声束朝向心底方向,探头标识指向患者左肩,使扫查方向由左下前向右上后展开,与左心室长轴切面方向接近垂直。在此切面,室间隔、房间隔连线与二尖瓣、三尖瓣的连线呈“十”字交叉,位于图像中央,见图 5-5。

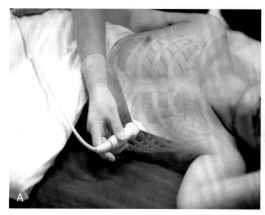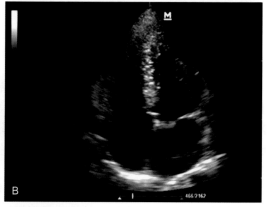

图 5-5　心尖四腔心切面 1
A. 扫查手法; B. 声像图。

A4C 切面可评价心腔之间的比例关系、形态、室壁活动情况并测量其直径；与心尖两腔心切面共同用于双平面法测定左心室容积并计算 LVEF 及心排血量等。此切面还可以评估二尖瓣、三尖瓣的反流情况。

4. 心尖两腔心（apical two-chamber，A2C）切面 探头位置同心尖四腔心切面，在此基础上将探头标识逆时针旋转约 90° 即可得到 A2C 切面，声束与室间隔走向平行，但不通过室间隔，显示左心室、左心房及二尖瓣，见图 5-6。

该切面主要用于评价左心室长径、估计其大小和估测心功能，并可观察室壁厚度、活动情况，观察有无节段性室壁运动异常及局部室壁膨出等。

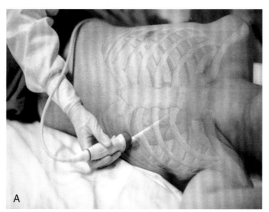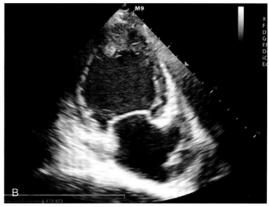

图 5-6 心尖两腔心切面
A. 扫查手法；B. 声像图。

5. 心尖五腔心（subcostal five-chamber，A5C）切面 探头放置位置同心尖四腔心切面，仅将探查切面朝向前胸，即探头上翘，探头尾端下压约 15°，即可显示四个心腔及左心室流出道，此切面称为 A5C 切面。此切面显示的结构与四腔心类似，可在左心室流出道位置利用多普勒测量血流速度计算每搏量（stroke volume，SV），观察及评估主动脉反流量等，见图 5-7。

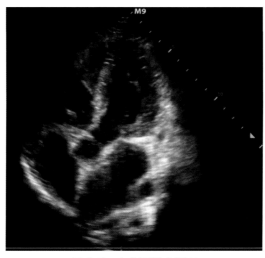

图 5-7 心尖五腔心切面

6. **剑突下四腔心(subcostal four-chamber,S4C)切面**　该切面以肝脏为声窗观察心脏。探头置于剑突下,与胸壁约呈15°,探头标识指向患者的左肋部。声束指向头侧偏左肩部,扫查平面与人体冠状切面近似平行,与胸骨旁心室长轴切面方向近似垂直,是心尖四腔心的另一个方向观察的视图。根据胸腔深度不同,可以调整探头的角度得到心脏图像。应当调节深度囊括心耳结构。最初可设置为最大的深度,一旦显示屏上显示出心脏图像,可以通过调节深度获得合适的图像,见图5-8。

此切面的图像中房间隔与扇面中轴连线之间约45°,有利于对房间隔、室间隔结构的观察,传统心脏超声利用此切面筛查房间隔缺损。在S4C切面可观察左右心室侧壁、室间隔及房室腔大小的比例。在急诊床旁超声,此切面最常用于观察心包积液。

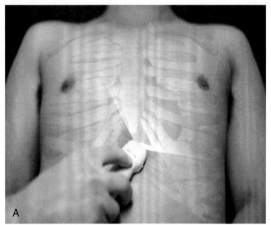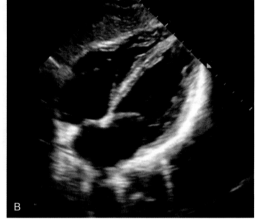

图 5-8　剑突下四腔心切面 1
A.扫查手法;B.声像图。

7. **剑突下下腔静脉长轴切面**　探头置于剑突下,声束与人体长轴平行,正中线稍偏向右侧,声像图上显示右心房、下腔静脉及肝静脉,见图5-9。

该切面可用于测量下腔静脉内径及其变异率,协助临床容量评估和液体复苏治疗策略的选择。

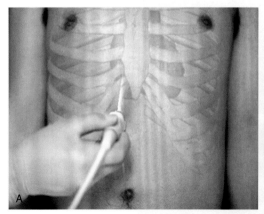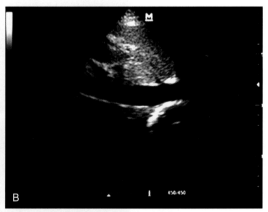

图 5-9　剑突下下腔静脉长轴切面
A.扫查手法;B.声像图。

常用超声切面与心脏结构的对应关系见表 5-1。

表 5-1　常用超声切面与心脏结构的对应关系

切面	切面位置	心腔及心壁	瓣膜	通道	备注
胸骨旁长轴切面	主动脉瓣和二尖瓣对切的心脏长轴切面	靠近体表一侧为前间隔，后面为左心室下后壁	可见主动脉瓣的右冠状瓣和无冠状瓣，二尖瓣前叶和后叶	最前方为右心室流出道，升主动脉近端结构，左心房后部心包外可见降主动脉横截面	可在此切面根据 M 模式，测量左心室收缩期与舒张期直径，利用软件计算左心室射血分数（LVEF）
胸骨旁短轴切面	主动脉瓣水平	可见左、右心房及房间隔、右心室游离壁	可见主动脉瓣 3 个瓣叶在心室舒张期形成一个"Y"形结构，并且房间隔毗邻非冠状瓣。可见三尖瓣隔叶和前叶	右心室流出道、肺动脉瓣，以及肺动脉主干	这些结构围绕位于中间的主动脉瓣
	二尖瓣水平	可见左心室呈圆形，可见月牙形右心室横切面	可见二尖瓣口呈特征性的卵圆形或"鱼口"外观	—	可以从横切面观察左心室各节段收缩情况
	乳头肌水平	可见左心室呈圆形，可见月牙形右心室横切面，左心室可能被分成前部、前外侧、下侧部、下部、下间隔区和前间隔区	—	—	右侧和外侧乳头肌可被很好地显示，可以从横切面观察左心室各节段收缩情况
	心尖水平	可见左、右心室横切面，左心室壁可被分为前部、侧部、下部和间隔区	—	—	可以从横切面观察左心室各节段收缩情况
心尖四腔心切面	室间隔、房间隔连线与二、三尖瓣连线呈"十"字交叉，位于图像中央	可见心脏的四个心腔，呈椭圆形，右心室基底部、中部和心尖区，可见室间隔下部和左心室前外侧壁	可见二尖瓣和三尖瓣	有时可见右上肺静脉及左上、左下肺静脉	可与心尖两腔心切面一起用 Simpson 平面法计算 LVEF
心尖两腔心切面	四腔心切面逆时针旋转 90°	仅见左心房和左心室，其中可见左心室的前壁和下壁	可见二尖瓣	—	可与心尖四腔心切面一起用 Simpson 平面法计算 LVEF
剑突下四腔心切面	剑突下获取的心脏四腔心冠状切面	可见四个心腔呈"田"字形排列，可清楚地显示右心室游离壁	可见二尖瓣和三尖瓣	—	可测量右心室大小和室壁厚度

四、测量

1. 正常值参考范围 心腔大小及室壁厚度正常参考值见表 5-2。

表 5-2　心腔大小及室壁厚度正常参考值

参数	正常参考值	参数	正常参考值
升主动脉直径	20~37mm	左心室内径缩短分数	25%~45%
主动脉根部内径	20~37mm	左心室射血分数	50%~75%
主肺动脉内径	15~26mm	心尖四腔心收缩期	
二尖瓣口面积	4~6cm²	左心房上下径	29~52mm
三尖瓣反流速度	<2.8m/s	左心房左右径	25~44mm
左心房前后径	19~39mm	右心房上下径	34~49mm
室间隔厚度	7~11mm	右心房左右径	25~43mm
右心室内径	<30mm	心尖四腔心舒张期	
右心室厚度	3~5mm	左心室上下径	63~84mm
左心室后壁厚度	7~11mm	左心室左右径	33~52mm
左心室舒张末期内径	35~55mm	右心室上下径	50~78mm
左心室收缩末期内径	25~40mm	右心室左右径	25~40mm

2. LVEF 测量方法 左心室收缩功能能够协助判断休克患者是否同时存在心源性因素,通常利用 LVEF 来表示。LVEF 指每个心动周期从左心室泵出的血液(舒张末期容积 - 收缩末期容积)占左心室容积(舒张末期容积)的比例,正常值为 50%~75%。测量 LVEF 的常用方法如下。

(1)M 模式:不存在节段室壁运动异常时,设定左心室形状类似椭球体,左心室各部位室壁的运动均匀一致,此时认为左心室基底段收缩功能可以反映整体左心室收缩功能。

在 PLAX 切面左心室基底段腱索水平 M 模式下分别测量左心室舒张末期内径和左心室收缩末期内径,可以根据经验公式计算左心室容积,得出左心室舒张末期和收缩末期容积,从而推算出 LVEF。心脏检查软件包能自动计算出 LVEF 和 SV(图 5-10),这种方法适用于不存在节段性室壁运动异常的情况。

公式如下:$LVV=7 \times D^3/(2.4+D)$; $SV=EDV-ESV$; $EF=SV/EDV \times 100\%$; $CO=SV \times HR$; $CI=CO/BSA$。其中,LVV 为左心室容积(ml),SV 为每搏量(ml),EDV 为舒张末期容积(ml),ESV 为收缩末期容积(ml),EF 为射血分数(%),CO 为心排血量(ml/min),CI 为心指数[ml/(min·m²)],HR 为心率(次/min)。

(2)Simpson 平面法:分为 Simpson 双平面法和 Simpson 单平面法,在此仅叙述单平面法,

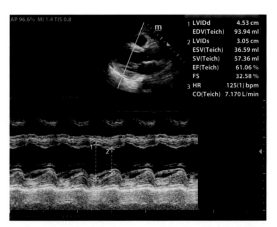

图 5-10　M 模式测量左心室射血分数(LVEF)

双平面法原理同单平面法。在心尖四腔心切面，分别描绘左心室舒张末期和左心室收缩末期面积范围，将面积范围分割成 20 个等高的圆柱体，分别计算每个圆柱体容积，20 个圆柱体容积总和即左心室容积。心脏检查软件包能自动计算出 LVEF 和 SV。此法常用于形态异常的左心室功能评估（图 5-11）。

公式为：$SV=EDV-ESV$；$EF=SV/EDV\times100\%$；$CO=SV\times HR$。其中，SV 为每搏量（ml），EDV 为舒张末期容积（ml），ESV 为收缩末期容积（ml），EF 为射血分数（%），CO 为心排血量（ml/min），HR 为心率（次/min）。

（3）心排血量（cardio output，CO）的测量　除了 LVEF，临床上也常用 CO 来表示心脏泵血功能，CO 是指每分钟左心室泵出的血液的总量，正常范围是 4 500~6 000ml/min。用超声无创测量 CO 主要有三种计算方法，其中 M 模式和 Simpson 平面法都可通过公式计算得出 CO（见前述），第三种方法为利用脉冲多普勒，在胸骨旁左心长轴切面测量主动脉瓣口直径（D）和半径（$r=D/2$），利用公式算出瓣口面积（S），再通过心尖五腔心切面获得主动脉瓣口血流频谱，描绘速度时间积分（velocity time integral，VTI），二者乘积算出心搏量，再计算出 CO（图 5-12）。

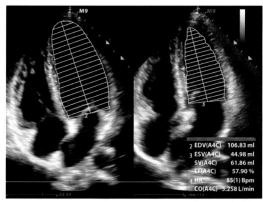

图 5-11　Simpson 法测量左心室射血分数（LVEF）

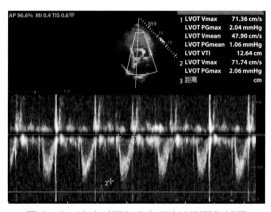

图 5-12　速度时间积分（VTI）法测量每搏量

公式如下：$S=\pi r^2=\pi\times(D/2)^2$；$SV=\pi\times(D/2)^2\times VTI$；其中，$S$ 为主动脉瓣口面积（cm²），D 为主动脉瓣口直径（cm）；SV 为每搏量（ml），VTI 为速度时间积分（cm）。

（4）肺动脉压估测方法：一般所说的肺动脉压是指肺动脉收缩压（pulmonary artery systolic pressure，PASP），存在三尖瓣反流时，$PASP=4VTR^2+RAP$（VTR 为三尖瓣反流峰值速度；RAP 为右心房压）。RAP 的估测：右心房大小正常，轻度三尖瓣反流，RAP 约 5mmHg；右心房轻度增大，中度三尖瓣反流，RAP 约 10mmHg；右心房明显增大，重度三尖瓣反流，RAP 约 15mmHg（图 5-13）。根据经胸超声三尖瓣反流频谱峰值速度推测高肺动脉收缩压与有创方法测量的肺动脉压略有偏差，当估测值 >40mmHg，才认为存在肺动脉高压。

（5）下腔静脉内径及呼吸变异率：剑突下下腔静脉长轴切面上，距下腔静脉汇入右心房口约 2cm 处测量下腔静脉宽度（如纵轴切面偏离，将导致测量不准确，可通过短轴切面测量，具体见第十三章），在此处也可获得随呼吸周期变化的 M 模式下的下腔静脉内径。自主呼吸患者，因呼吸致胸腔内压变化，下腔静脉在吸气时塌陷，呼气时充盈，因此，变异率即为塌陷率，即（呼气末内径 – 吸气末内径）/ 呼气末内径 ×100%，而机械通气患者刚好相反，因此变异率即为扩张率，即（吸气末内径 – 呼气末内径）/ 呼气末内径 ×100%（图 5-14）。

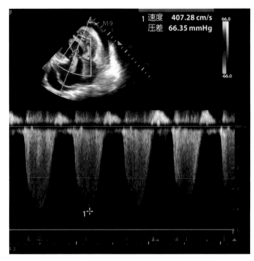

图 5-13　三尖瓣反流频谱峰值速度

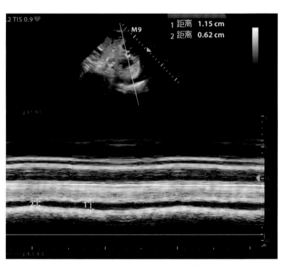

图 5-14　下腔静脉内径测量

下腔静脉内径和呼吸变异率可用于评估中心静脉压和容量状态。自主呼吸状态下,吸气时下腔静脉内径<2.1cm 且变异率>50%,对应中心静脉压约 3mmHg(范围 0~5mmHg)(可见于低血容量性休克和分布性休克),若吸气时内径>2.1cm 且变异率<50%,对应中心静脉压约15mmHg(范围 10~20mmHg)(可见于心源性休克和梗阻性休克)。对于机械通气患者,下腔静脉更加扩张且顺应性降低,但可通过监测其内径动态变化与液体反应性的相关性而获得重要临床信息。此外,通过观察临床复苏治疗后内径随呼吸的变化,协助评估患者容量状态。随着静脉液体输入,观察到下腔静脉内径由小变大、吸气时塌陷程度由大变小,提示中心静脉压和右心压力增高,表明可能继续的容量摄入安全性下降。相反,心源性休克患者治疗后下腔静脉内径变小并且随呼吸变异率增加,提示中心静脉压降低,心脏功能改善。

(6)右心功能评估:正常心脏左心室大于右心室,床旁超声心动图中,适合观察心脏左右心室比例的切面是胸骨旁长轴和短轴切面及心尖四腔切面。心尖四腔心切面右心室直径与左心室直径比值>0.6 提示右心室扩张,比值>1 即可认为右心室存在重度扩张。当右心室的压力进一步增加并超过左心室压力时,在胸骨旁短轴切面可看到室间隔向左心室推移,严重者可见典型左心室"D"字征(图 5-15)。

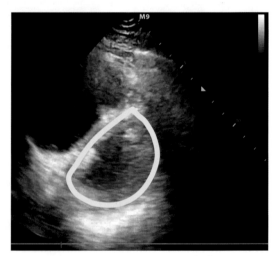

图 5-15　右心室增大,左心室"D"字征

五、异常超声表现

1. **心肺复苏**　在心搏骤停时,应快速判断心脏运动情况(运动 / 不运动)、心室收缩程度(正常、轻度减弱、重度减弱、无运动)、右心扩张或心包积液是否存在,同时在复苏过程中实时记录。若发现心脏收缩,还应检查二尖瓣及主动脉瓣是否协调运动,若无协调运动,还需继续胸外按压以维持心排血量。

2. 急性肺栓塞　由于右心室的功能之一为维持肺动脉的前向血流,所以任何引起肺循环压力突然升高的因素都可以导致右心室急性扩张。急性右心功能不全的常见原因是肺动脉主干大面积肺栓塞。床旁心脏超声可以观察到大面积肺部栓塞引起肺动脉流出道的急性梗阻,从而引起右心室急性代偿性扩张。这个过程显示为右心室大小 ≥ 左心室大小,两者直径比值>0.6 提示右心室扩张。另外,当右心室的压力进一步增加并超过左心室时,在胸骨旁短轴切面可看到"D"字征,也提示肺动脉压力增高。此外,应用床旁心脏超声可估测肺动脉压力(详见"肺动脉压估测方法")。罕见心内血栓在心腔内漂动。

急性肺栓塞导致的急性右心功能不全预后较差,所以必须对怀疑急性肺栓塞的患者立即进行血栓栓塞的评估和治疗。急诊医生还应该立即检查下肢静脉以发现是否存在深静脉血栓。

轻度肺栓塞或慢性肺动脉栓塞导致肺动脉压力逐渐升高,不但可以使右心室扩张,而且还可以使右心室壁增厚或肥厚。这些机制可以使右心室收缩功能逐渐代偿适应肺循环压力升高。急性右心功能障碍和慢性右心功能障碍虽然都可以使右心室扩张,但急性右心功能不全时,右心室室壁不会立即增厚。

3. 心脏压塞　心包积液可以导致心脏舒张受限引起血流动力学紊乱,主要与积液产生的速度有关,心包积液产生速度过快会导致心包腔内压力剧烈变化而出现心脏压塞的症状和体征。心包积液使心包腔内压力升高,甚至高于心房或心室内的压力时,便会产生心脏压塞的表现。因右心克服的肺循环压力小于左心克服的体循环压力,故在大多数心脏超声中心脏压塞多表现为右心受压。心包腔内过高的压力使各腔室在心动周期的舒张期不能充分扩张,因此,在舒张期最容易识别心脏压塞。

超声表现方面,首先在各个切面应注意心包腔内有无液体(图 5-16),少量积液可表现为心包腔内薄的束带样无回声区,大量心包积液可环绕心脏,游离的心包积液受重力作用更容易积聚于心包下后方。其次,探查心腔受压情况,主要表现为右心受压塌陷,心腔缩小,尤其是在舒张期,右心房或右心室的舒张塌陷征象可以表现为游离壁的舒张轻度受限,由于心房及心室充盈期不同步,二者轮流舒张受限,心脏超声表现呈波浪状。另外,下腔静脉也会因为心腔压力的升高而出现扩张固定、呼吸变异率减小等表现。值得注意的是,并不是超声发现了心包积液合并心腔塌陷或下腔静脉扩张即可诊断心脏压塞,诊断的关键在于评估心包积液对血流动力学的影响。

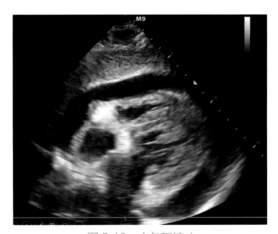

图 5-16　心包积液 1

在急诊,胸部创伤、急性呼吸困难、低血压甚至休克,通过应用床旁心脏超声,可以很迅速地确诊有无心包积液及心脏压塞。在确诊心脏压塞后,应用超声引导下心包穿刺可以挽救患者生命。穿刺多选距离心包积液最近、积液量较大且不易损伤周围其他组织的路径。

4. 主动脉夹层或主动脉瘤　是急诊常见的急症,并且症状多变,如来不及诊断和治疗,预后极差。床旁超声即时便利的特点,可用于快速协助明确主动脉病变。

通过胸骨旁长轴切面可以观察到主动脉根部到升主动脉和降主动脉切面,胸骨上窝切面可显示主动脉升部、弓部及降部，剑突下及腹部纵横切面可显示腹主动脉，观察主动脉内径及夹层的宽度、长度、内膜形态、是否有附壁血栓等，彩色多普勒可显示真假腔内血流方向及血流速度。主要的超声表现为受累动脉节段呈不同程度增宽，累及升主动脉时可见明显扩张或呈瘤样扩张；动脉管腔内可见平行于主动脉走行方向的漂浮内膜，并将主动脉管腔分为真假两腔，彩色多普勒检查可见真腔内血流速度快且颜色鲜艳，而假腔内血流速度相对较慢而颜色较暗，同时彩色多普勒有助于判断真假腔间相交通的血流信号。

5. **休克** 是由于各种病因导致有效循环血量减少使组织灌流不足引起代谢和细胞受损的病理过程。根据病理生理可分为低血容量休克、心源性休克、梗阻性休克、分布性休克4种类型。各类型休克的超声表现及诊断详见第十七章。

六、病例

病例 1 患者，男，63 岁。主诉"胸闷、气短 1 周，加重伴低血压 1 天"。既往：肾病综合征 1 年，白蛋白 22g/L。超声表现见图 5-17~图 5-19，CT 表现见图 5-20。

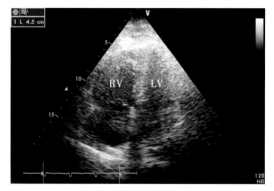

RV. 右心室；LV. 左心室。

图 5-17　心尖四腔心切面 2

提示右心负荷大，右心室扩张，右心室内径>4cm，与左心室内径比值>0.6（McConnell's Sign），正常右心室内三尖瓣形状扭曲，左心室受压后舒张功能明显受限，考虑由于大面积肺栓塞所致。

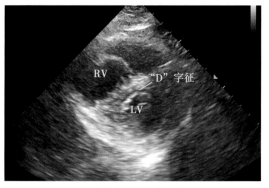

RV. 右心室；LV. 左心室。

图 5-18　胸骨旁左心室短轴切面 1

右心室内径明显大于左心室内径，室间隔反常运动，左心室心腔受压后表现为"D"字征，如继续评估下腔静脉可发现下腔静脉扩张，呼吸变异率消失。

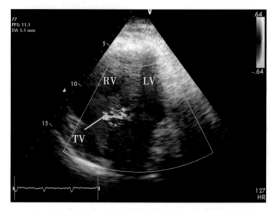

RV. 右心室；LV. 左心室；TV. 三尖瓣。

图 5-19　心尖四腔心切面血流频谱

三尖瓣反流，考虑由右心室扩张所致。

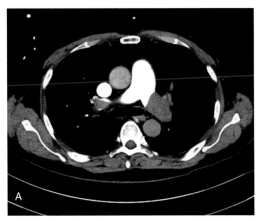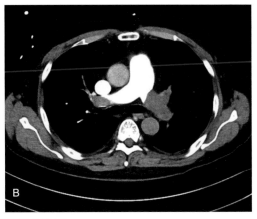

图 5-20 CT 肺动脉造影

肺动脉主干血栓导致大面积肺栓塞(A、B)。

超声诊断:肺栓塞,右心增大。

病例 2 患者,男,73 岁。主诉"胸痛、憋喘 3 小时"。既往:高血压病、糖尿病,下肢动脉狭窄支架植入术后。超声表现见图 5-21。

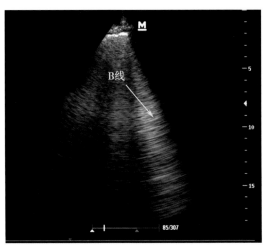

图 5-21 肺水肿特异性超声表现

可见 B 线,随着胸膜滑动协调运动,且不会衰减,一直延伸至整个屏幕下端,像激光光束一样容易发现,回声类似胸膜线,同时 A 线消失。

超声诊断:心力衰竭,肺水肿。

病例 3 患者,女,23 岁。主诉"孕 33^{+3} 周,间断气短 4 个月,加重伴双下肢水肿 9 天"。既往:结缔组织病。超声表现见图 5-22~ 图 5-24。

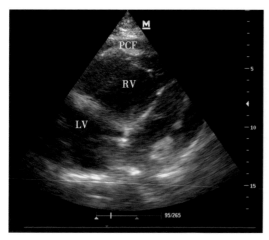

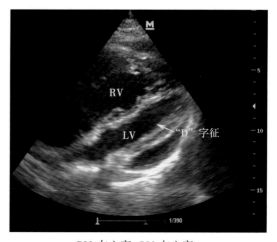

RV. 右心室；LV. 左心室；PCF. 心包积液。

图 5-22　胸骨旁左心室长轴切面 1

右心室显著扩张，室间隔受压凸向左心室。同时可见少量心包积液。

RV. 右心室；LV. 左心室。

图 5-23　胸骨旁左心室短轴切面 2

右心室明显大于左心室，室间隔反常运动，左心室心腔受压后表现为"D"字征。同时可见少量心包积液。

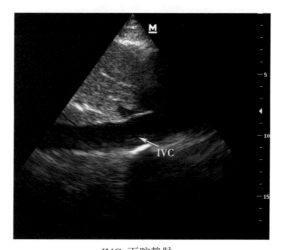

IVC. 下腔静脉。

图 5-24　剑突下切面

下腔静脉增宽，约 2.9cm，呼吸变异率小于 50%。

超声诊断：右心增大，下腔静脉增宽，结合病史，考虑为肺动脉高压所致。

病例 4　患者，女，63 岁。主诉"憋气 6 天，加重 1 天"。既往：高血压病。超声表现见图 5-25、图 5-26。

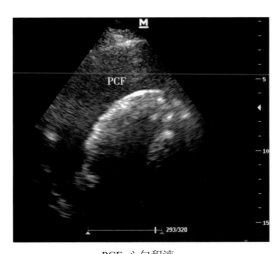

PCF. 心包积液。

图 5-25 心尖四腔心切面 3

可见大量心包积液,深度>5cm。

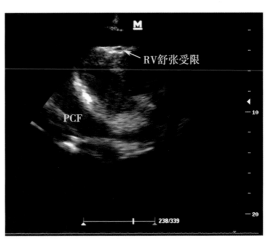

RV. 右心室;PCF. 心包积液。

图 5-26 剑突下四腔心切面 2

可见大量心包积液,右心室舒张功能受限。

超声诊断:大量心包积液。

病例 5 患者,男,26 岁。主诉"突发胸痛伴晕厥 1 小时"。既往:马方综合征。超声表现见图 5-27,CT 表现见图 5-28。

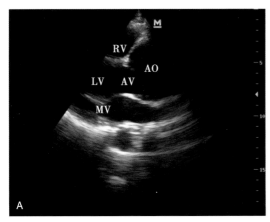

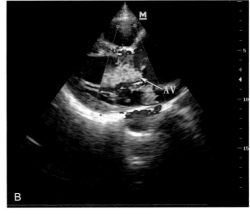

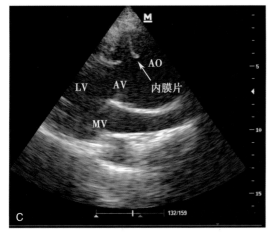

RV. 右心室;LV. 左心室;AV. 主动脉瓣;MV. 二尖瓣;AO. 主动脉。

图 5-27 胸骨旁左心室长轴切面 2

A. 主动脉根部异常增宽,直径>5cm;B. 彩色多普勒提示主动脉瓣大量反流;C. 主动脉根部可见内膜片漂浮,考虑主动脉夹层所致。

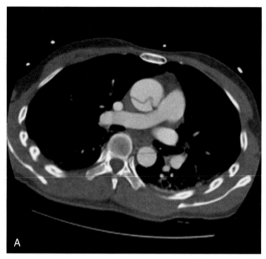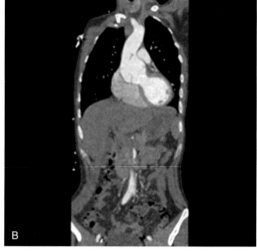

图 5-28 动脉 CTA

主动脉夹层,Debakey Ⅰ 型,真假腔之间多发交通,升主动脉根部瘤样扩张(A、B)。

超声诊断:主动脉夹层。

小结

1. 经体表心脏超声探查点常为胸骨旁、心尖和剑突下。
2. 标准切面是心脏探查和测量的基础。
3. 对心脏超声的目测评估比测量更常用。
4. 测量准确性依赖于良好的成像。

第六章
胃肠道超声

学习目标

掌握　超声评估胃肠动力。

了解　胃肠道结构超声。

了解　急诊常见肠道疾病超声表现。

第一节　胃

一、解剖要点

消化道于十二指肠悬韧带处分为上下消化道,其中食管可在颈部中线偏左即气管左边找到。食管胸腔段通过经胸超声不能被观察到。胃后半部自胃窦起可被经腹超声探查。胃窦部位于上腹部,腹部中线稍偏右侧,前方为肝左叶,后方为胰腺体部。以腹主动脉和/或下腔静脉、肠系膜上动脉、脾静脉作为解剖标志。

二、检查条件

1. **探头**　常选用凸阵探头,深度因患者体型和腹壁厚度而调整。

2. **体位和技巧**　患者取半坐卧/仰卧位,探头自左肋弓下沿胃腔从胃体向胃窦滑行探查,了解胃的体表投影(图 6-1)。

三、正常超声表现

声像图中,靠腹壁侧胃壁为胃前壁,对侧为胃后壁;胃前后壁间靠近肝脏侧为胃小弯,外下方为胃大弯。将探头纵向斜置于中上腹偏右侧,以肠系膜上动脉、腹主动脉及肝左叶作为胃窦切面标志,显示胃窦矢状面切面,即可获得胃窦图像(图 6-2)。原地将探头旋转 90°,行左右、上下连续扫查,即可获得胃窦横切面图像(图 6-3)。探头与身体长轴的角度与患者体型、体位有关。

1. **胃窦图像**　空腹胃窦呈扁平状,前后壁非常贴近,或围绕呈卵圆形,类似"靶环",见图 6-4A。服用温开水后,胃腔充盈,胃窦扩张呈圆形,胃壁变薄,胃窦呈无回声区,多种气泡在液体无回声中表现为圈点状高回声,类似"繁星夜"表现,见图 6-4B。

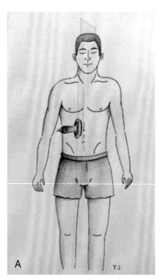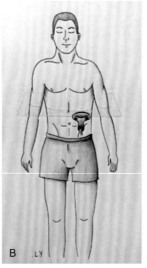

图 6-1　胃的超声切面
A. 矢状切面；B. 横切面。

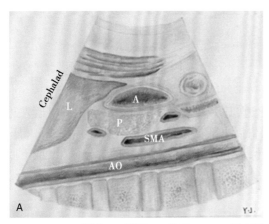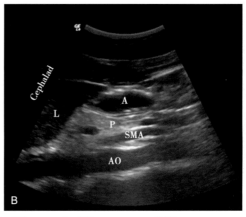

A. 胃窦；L. 肝脏；P. 胰腺；SMA. 肠系膜上动脉；AO. 主动脉；Cephalad. 头侧。

图 6-2　胃窦矢状面切面
A. 解剖图；B. 声像图。

2. **胃功能判断**　正常胃的蠕动是自胃底向幽门有节律地波浪状推进，频率一般 3~4 次 /min，高于此值为亢进，反之为减弱。饮水后（大约 500ml）第 1 小时排空应大于 60%，第 2 小时应基本排空。

四、异常超声表现

胃潴留：表现为胃内容积增加，胃蠕动减慢、排空延迟。

五、病例

患者因重症感染入住重症监护病房第 2 天，循环稳定，开始肠内营养，每 4 小时回抽胃液大于肠内营养喂养量。6 小时后床旁超声见图 6-5。

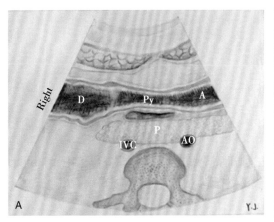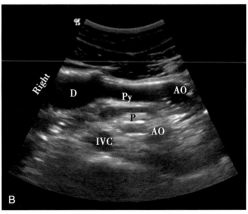

A. 胃窦；P. 胰腺；D. 十二指肠；Py. 幽门；IVC. 下腔静脉；AO. 主动脉；Right. 右侧。

图 6-3　胃窦冠状面

A. 解剖图；B. 声像图。

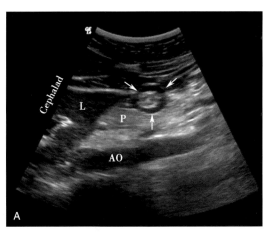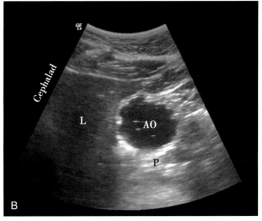

L. 肝脏；P. 胰腺；AO. 主动脉；Cephalad. 头侧。

图 6-4　胃窦超声表现

A. "靶环样"表现；B. "繁星夜"表现。

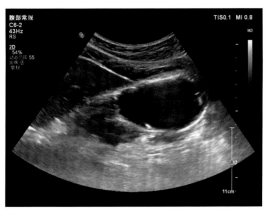

图 6-5　胃腔充盈扩张

第二节 肠 道

一、解剖要点

小肠上起自胃幽门部,止于回盲部,包括十二指肠、空肠、回肠,大部分位于中腹部。大肠包括盲肠、结肠(升结肠、横结肠、降结肠)、乙状结肠、直肠。

二、检查条件

1. 探头 常选低频凸阵探头。

2. 体位和技巧 进行结肠扫查时,应沿肠管走行方向进行纵切扫查,获得肠管纵轴后旋转探头再进行横切扫查。若肠气较多,在临床允许的前提下可缓慢加压将气体排出,以便清晰显示。进行阑尾扫查时,首先应于右下腹寻找升结肠,然后向下移动探头寻找与结肠相连的较细小的肠管,其下方为盲肠,继续下移找到盲肠末端。在盲肠末端下方寻找与之相连的一段盲管样结构即为阑尾。

三、正常超声表现

一般认为正常肠壁厚度为1~5mm。进行分级加压扫查时,回肠末端、盲肠及左右结肠的正常肠壁厚度＜2mm,见图6-6。

阑尾位于盲肠的底部,邻近结肠带汇集处的回盲瓣,正常阑尾超声显示为直径≤6mm的管状结构,见图6-7。

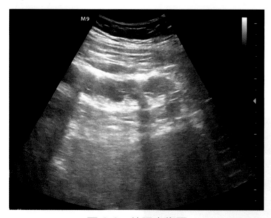

图6-6 结肠声像图

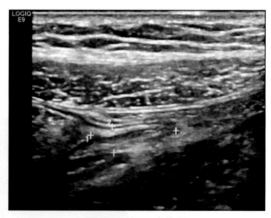

图6-7 阑尾声像图

四、异常超声表现

1. 肠梗阻 超声可见梗阻部位以上肠管扩张,肠壁较正常变薄,肠腔内可见内容物移动活跃,甚至出现逆蠕动。

肠梗阻肠管扩张时小肠黏膜呈"鱼刺"样改变,而结肠则可以清晰显示结肠袋。扩张的肠袢形态并不随肠蠕动发生变化。腹腔内可见游离积液。

一般情况下当小肠直径>3cm 或结肠直径>5cm 时,结合临床表现即可作出诊断。

2. **阑尾炎**

(1)单纯性阑尾炎:自右下腹压痛最强区域开始扫查,一般可见轻度扩张的盲管样结构,在横切面呈"靶环样"结构。管腔直径≥6mm,肠壁增厚≥3mm(非必须)。

(2)化脓性阑尾炎:阑尾明显增大,张力明显,管腔直径多≥10mm,肠壁明显毛糙增厚,边界不清晰。腔内可见点状中等回声漂浮(积脓)。

(3)坏疽性阑尾炎:管腔明显扩张,直径可达 2cm。肠壁明显增厚,轮廓不清且不连续。管腔内部回声杂乱,加压后管腔不能被压缩。有时可在管腔内探及强回声伴声影的粪石。发生穿孔时,可在右下腹探及边界不清的不规则低回声包块,内常有点状或线状气体强回声。

3. **消化道穿孔**　于右肋缘下扫查可见膈下(或腹膜下)等距离横纹状气体强回声(多重反射伪像),后方脏器因气体遮挡显示不清,气体随体位改变及深呼吸而移动;肝肾隐窝、脾肾隐窝、肠间隙、双侧髂窝可见游离积液,内可见点状强回声漂浮;部分患者腹腔内可见血肿或炎性包裹形成的不规则混合回声包块。

4. **肠套叠**　超声可见环壁较厚的"环套环"征象,套叠处肠管横切呈"同心圆征",纵切呈"套筒征"。套叠程度越重,肠壁水肿越严重,则"同心圆"外层越厚、回声越低。

5. **肠壁水肿**　可见肠壁厚度超过正常范围,通常伴肠间隙积液。

五、病例

病例 1　患者,男,52 岁。腹胀、疼痛、呕吐,无排气、排便 3 小时。超声表现见图 6-8。

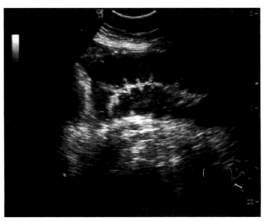

图 6-8　腹部超声
右侧腹部肠管明显扩张,呈"鱼刺"样改变,肠蠕动弱,
肠内容物可见逆流。肠间隙可见无回声。

超声诊断:肠梗阻伴肠间积液。

病例2 患者,女,62岁。感染性休克,鼻饲肠内营养胃潴留,无排气、排便3天。超声表现见图6-9。

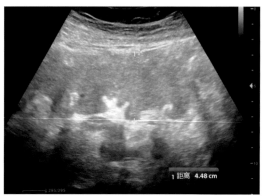

图6-9 腹部超声
左侧腹部肠管扩张,可见肠内容物填充,结肠壁薄,
肠蠕动极弱。肠间隙可见无回声。

超声诊断:麻痹性肠梗阻伴肠间积液。

病例3 患者,女,26岁。转移性右下腹痛6小时,白细胞计数增高。超声表现见图6-10。

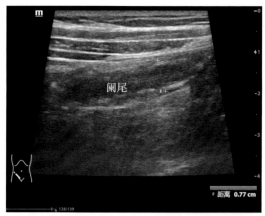

图6-10 右下腹沿回盲部扫查
阑尾区可见一"腊肠"样回声,可探及盲端直径7.7mm,
肠腔内可见点状低回声填充。肠壁水肿增厚。

超声诊断:急性化脓性阑尾炎可能性大。

病例4 患者,男,32岁。突发脐周疼痛2小时。体格检查腹壁紧张,呈"板状腹"。血常规示白细胞计数增高。超声表现见图6-11。

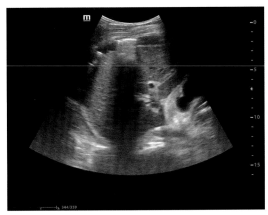

图 6-11 腹部超声检查

腹膜下可见气体形成"多重反射"伪像,并可见位置随
体位变化而改变。肝周可见少量游离液性暗区。

超声诊断:腹腔内游离气体,腹水。

病例 5 患儿,女,1 岁。哭闹 3 小时,呕吐。超声表现见图 6-12。

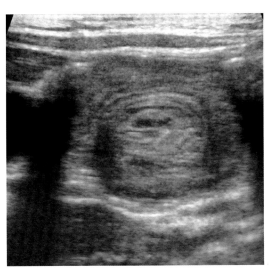

图 6-12 腹部超声

右腹部可见一个不均质回声包块,横断面呈"同心圆征",
纵切面呈"套筒征"。

超声诊断:肠套叠。

病例 6 患者,男,48 岁。肝硬化,低蛋白血症,食欲差。超声表现见图 6-13。

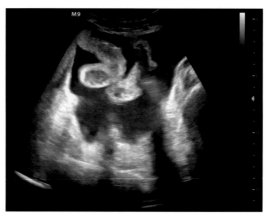

图 6-13　腹部超声

小肠壁增厚,约 1cm,肠间隙无回声。

超声诊断:肠壁水肿,腹水。

小结

1. 对胃肠道容积、动力、通畅程度进行评估,可以协助实施肠内营养。
2. 对肠壁厚度和形态进行评估,可以协助肠道炎症、水肿等的评估。
3. 通过腹腔内液性暗区和多重反射伪像可以发现腹水和气腹。

第七章
肝与胆囊超声

学习目标

掌握 肝脏与胆囊的扫查手法。
掌握 肝脏与胆囊急诊常见疾病的超声表现。
熟悉 肝脏与胆囊的正常超声表现。

第一节 肝 脏

一、解剖要点

肝脏呈楔形,大部分位于右上腹,少部分肝左叶延伸至左上腹,见图7-1。

肝脏由肝包膜、肝实质和管道结构(包含门静脉、肝动脉、肝静脉分支及肝内胆管)组成。

肝脏分为膈面和脏面,附于膈肌的一侧为膈面,与之相对的一侧为脏面。膈面有镰状韧带附着,将肝分为左右两叶,在超声图像上可以胆囊为界,胆囊右侧为肝右叶,胆囊左侧为肝左叶。脏面由两条纵沟和一条横沟组成,呈"H"形,其中横沟为肝门(又称第一肝门),有门静脉、肝动脉和肝管通过;左纵沟由肝圆韧带和静脉韧带组成;右纵沟由胆囊窝(容纳胆囊)和下腔静脉窝组成,三条肝静脉在下腔静脉窝汇入下腔静脉,为第二肝门。

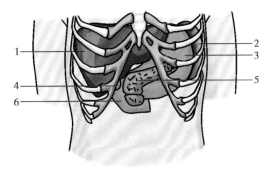

1. 肝脏;2. 脾脏;3. 胃;4. 胆囊;
5. 胰腺;6. 十二指肠。

图 7-1 上腹部脏器解剖位置

二、检查条件

1. **探头** 通常选用凸阵探头,频率 3~5MHz。

2. **检查条件设置** 使用机器预设的腹部条件,根据实际情况调节深度,使肝脏能够完整地显示在屏幕中央;调节增益、深度及增益补偿等条件,灰阶超声尽量使肝脏深部及浅部的回声尽量均匀一致,肝内管道结构呈回声清晰的无回声(注意患者有中、重度脂肪肝时,肝脏后方回声会明显减低);采用彩色多普勒超声时,应使肝实质刚好不显示伪彩斑点,血管内均被彩色血流信号填充,但是不外溢。

3. **体位及扫查位置**　仰卧位及左侧卧位。于右肋缘下、右肋间、剑突下进行横切、纵切、斜切扫查,见图 7-2。依次进行灰阶超声、彩色多普勒超声检查,必要时辅助以频谱多普勒超声检查。

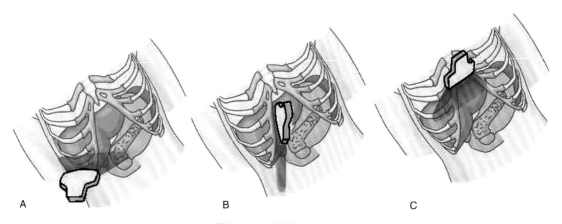

图 7-2　肝脏的扫查位置
A.肋间扫查; B.肋弓下扫查; C.剑突下扫查。

4. **扫查技巧及要点**

(1)扫查时,探头应在被检查区进行连续滑动扫查(即扇形扫查)。在同一肋间时,探头应在扫查方向上进行最大范围的摆动,取得不同方向上的各个切面图像。尽量避免点状跳跃检查,以免影响观察效果,甚至漏诊。

(2)在肋间扫查时,应嘱患者做缓慢呼吸运动。尤其在观察肝脏上缘时,应嘱患者呼气后屏气,此时肺叶体积最小,观察范围比吸气后更加广泛,也更容易观察到靠近膈肌的小病变。

(3)肠气明显或肝硬化肝脏体积缩小的患者,可取左侧卧位,自右腋中线第 5 肋间起开始扫查。

(4)肥胖患者腹壁较厚,可降低探头频率。

(5)在检查过程中要警惕脾脏增大导致脾脏部分位于右上腹或内脏转位导致脾脏完全位于右上腹的可能,应注意区分肝脏及脾脏的不同。

三、正常超声表现

1. **灰阶超声**　肝表面光滑,包膜清晰,为线状高回声。肝实质呈均匀、细密的中等回声,见图 7-3。肝内管道结构清晰,呈树枝状。门静脉管壁较厚且回声较强,可以观察至三级分支。肝静脉管壁薄,回声低。肝内胆管与门静脉伴行,管径较细,约为伴行门静脉的 1/3。肝内动脉正常情况下难以显示。

2. **多普勒超声**　门静脉为入肝血流,频谱为平稳的持续性血流频谱,随心动周期及呼吸运动略有起伏,见图 7-4A。肝动脉呈搏动状的血流频谱,见图 7-4B。肝静脉为离肝血流,频谱呈三相波形。

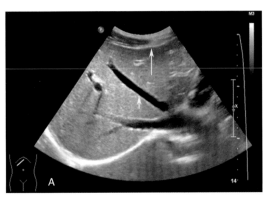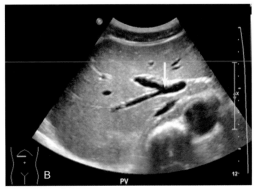

图 7-3 肝脏正常图像

A. 细箭头示肝包膜,短箭头为肝静脉;B. 粗箭头示门静脉的分支。

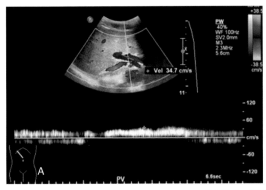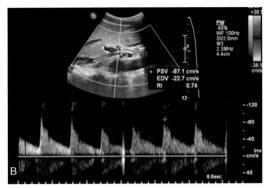

图 7-4 肝脏多普勒超声

A. 门静脉的频谱;B. 肝动脉的频谱。

3. 测量

(1)肝脏大小:右肝斜径,正常为 10~14cm,>14cm 时诊断为肝大。于肝右静脉及肝中静脉汇入下腔静脉的右肋缘下肝脏斜切面,测量肝右叶前后缘包膜之间的最大垂直距离,即为右肝斜径,见图 7-5。

(2)门静脉宽度:正常为 10~12mm,>13mm 时诊断为门静脉增宽。于右肋缘下第一肝门纵切面测量,见图 7-6。

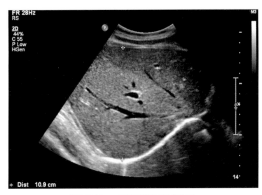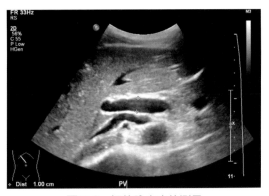

图 7-5 右肝斜径的测量　　　　　　　　　　图 7-6 门静脉宽度的测量

四、异常超声表现

1. 肝破裂 患者通常有腹部外伤或肝脏恶性肿瘤病史。根据出血位置不同,超声表现分为以下3种类型。

(1)肝包膜下血肿:肝脏外形改变,出血处包膜隆起,肝包膜与肝实质之间可见梭形或不规则形的低至无回声区,后方可见回声增强。时间较长的出血,在包膜下无回声区内可见中高回声团块或细小点状中高回声漂浮。

(2)中央型破裂:血肿还未形成时,肝实质内可见边界不清的低回声区。血肿形成后,可见边缘清晰、形态欠规则的无回声区,后方回声增强,血肿内部可见条索样回声,有血块形成时呈中强回声,血肿周边可见血流信号。血肿机化后,肝内可见不规则的中高或高回声区(需结合临床与肝脏其他占位性病变鉴别)。

(3)真性破裂:包膜连续性中断,包膜中断处可见不规则的条状无回声区延伸至肝实质内,内部回声不均匀,可见中高回声血凝块。肝周及腹盆腔内可见游离积液,见图7-7。

2. 肝脓肿 患者通常有发热、右上腹痛、肝大、触痛及白细胞计数增高等炎性改变的临床表现。可以单发或多发。

(1)超声表现:不同病理阶段有不同的超声表现。早期病灶呈弥散性,为边界不清晰的低回声区,彩色多普勒超声显示病灶内部或周边点条状血流信号;随后发生组织液化坏死,

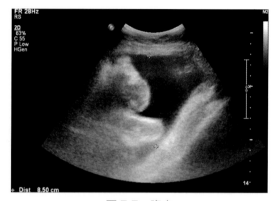

图7-7 腹水

脓肿内部回声不均匀,出现无回声或极低回声区,内壁不光整,内可见絮状回声,伴后方回声增强,体位改变时有时可见脓腔内容物漂浮或分层;肝脓肿成熟期,病灶呈典型的无回声区,边界清晰,后方回声增强,脓肿壁呈典型的增厚的高回声,彩色多普勒超声显示脓肿壁上可见少许血流信号,液化区内无血流信号;脓肿吸收期,病灶明显缩小或消失,呈边界不清的混合回声。

(2)鉴别诊断

1)肝囊肿:大多数形态规则,边界清晰,呈透声好的无回声区(与正常的空腹胆囊内回声相似),彩色多普勒超声显示内部无血流信号,且无临床症状,因此易与肝脓肿鉴别。

2)肝脏占位:肝脏恶性肿瘤出血坏死可出现无回声区,容易与肝脓肿混淆。肝脏占位短期内超声表现一般无明显变化,肝脓肿的超声表现随疾病进展在短期内会发生改变,因此超声随访有利于鉴别二者。另外临床表现及实验室检查也是鉴别的重要依据。

五、病例

病例1 患者,男,24岁。车祸后2小时。

超声表现:肝右叶可见多个大小不等的低回声区,边界清晰,形态不规则,回声不均匀,周边可见血流信号。肝周可见游离积液,见图7-8。

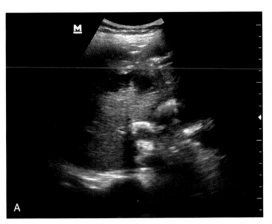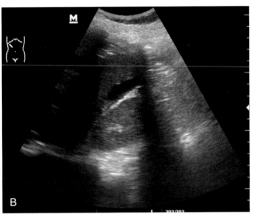

图 7-8　肝脏破裂的声像图
A.肝右叶可见多个低回声；B.肝周积液。

超声诊断：肝内多发异常回声，结合病史，考虑血肿。

病例 2　患者，女，60 岁。寒战、高热。体温 39~40℃，肝区胀痛。白细胞计数明显升高。

超声表现：肝右叶可见一处大小约 72mm×65mm 的异常回声区，边界清晰，类圆形，厚壁，内部可见无回声区，并可见细密点状中高回声，可随体位改变而移动；彩色多普勒超声显示病灶周边条状血流信号，无回声内未见明显血流信号，见图 7-9。

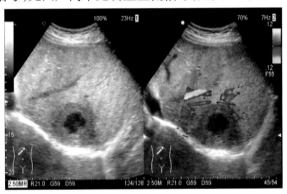

图 7-9　肝脓肿的声像图

超声诊断：肝右叶脓肿。

第二节　胆囊及胆管

一、解剖要点

胆囊呈梨形，位于肝右叶脏面的胆囊窝内，主要功能是储存、浓缩胆汁，并调节胆汁的排放，同时具有分泌功能。胆囊可分为底、体、颈三部分。底部多突出于肝的胆囊切迹之外，位置不固定，可以移动至右上腹的多个位置；底部向下延伸为体部，弹性较大；体部逐渐变细呈漏斗状连于胆囊颈部，见图 7-10。胆囊的大小不固定，进食后胆囊会缩小。

胆管的主要功能是将肝脏分泌的胆汁经过各级胆管输送到十二指肠。胆管分为肝内胆管和肝外胆管。肝内胆管由毛细胆管、小叶间胆管、逐渐汇合而成的左右肝管组成。肝外胆管包括肝总管、胆囊管和胆总管,见图7-10。左右肝管在肝门部汇合成肝总管。胆囊管由胆囊颈弯曲延伸形成,胆囊管与肝总管平行下降后汇合成胆总管,位于门静脉前方,位置相对固定,下行开口于十二指肠大乳头。

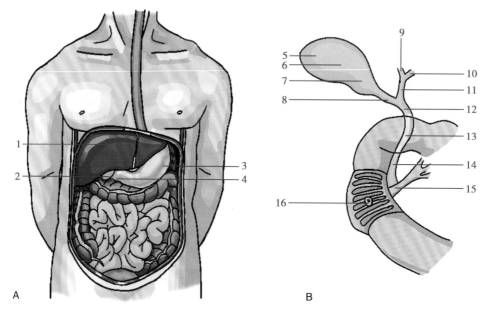

1. 肝脏;2. 胆囊;3. 胃;4. 十二指肠;5. 胆囊底;6. 胆囊体;7. 胆囊颈;8. 胆囊管;9. 右肝管;
10. 左肝管;11. 肝总管;12. 胆总管十二指肠上段;13. 胆总管十二指肠后段;14. 胆总管胰腺段;
15. 胰管;16. 十二指肠大乳头。

图 7-10 胆囊(A)和胆管(B)解剖

二、检查条件

1. **探头** 通常选用凸阵探头,频率为 3~5MHz。

2. **检查条件设置** 使用机器预设的腹部条件,根据患者体型、胆囊与离体表的距离调节深度及聚焦。

3. **体位及扫查位置** 患者空腹 8 小时以上,检查前一天少吃油腻食物。仰卧位及左侧卧位是检查胆囊的常用体位。胆囊的扫查方法:首先将探头纵向置于右肋缘下,并沿肋缘移动探头找到无回声的胆囊腔,此时旋转探头直至显示胆囊最长轴,探头旋转 90° 可以显示胆囊的横切面,要对胆囊进行纵切面、横切面多层面连续扫查,以免漏诊。如果患者肥胖或受肠气干扰胆囊显示困难,患者可以采取坐位、半坐卧位或直立位。清晰显示胆囊最长轴后,将探头稍向上移动,即可显示胆总管长轴。

4. **扫查技巧及要点**

(1)检查要点:胆囊体积是否增大,张力是否增高;探头加压是否有墨菲征;胆囊壁是否增厚;是否有胆囊结石;胆总管是否扩张;胆囊窝是否有积液。

(2)胆囊被肋骨声影遮挡:调整探头的角度,从肋间扫查;嘱患者深吸气后屏气,使胆囊下降至肋弓以下。

（3）胆囊颈部与体部连接处膨大形成 Hartman 囊，是结石的易嵌顿处，检查过程中应仔细扫查以免漏诊结石。

（4）提高胆囊及胆总管显示率的方法

1）深吸气后屏气。

2）患者左侧卧位，使胆囊更贴近腹壁；若患者为坐位，则嘱其上身前倾；嘱患者俯身面向检查床，用手、膝关节支撑身体，借助重力作用使胆囊贴近腹壁。

3）探头适当加压。

（5）超声墨菲征：探头接触胆囊区域，患者感到明显触痛，或将探头深压胆囊区域的腹壁时，嘱患者深吸气，患者感到剧烈触痛，突然屏气。注意确定不是探头直接压在肋骨上引起的疼痛。

（6）用彩色多普勒超声区分肝动脉、门静脉和胆总管区。

三、正常超声表现

空腹状态下胆囊纵切面呈梨形，横切面呈圆形或椭圆形，轮廓清晰，胆囊壁为高回声，光滑，胆囊腔内为无回声，后方回声增强。餐后胆汁排空，胆囊内无胆汁充盈，仅可显示前后较厚的胆囊壁相贴，见图 7-11。肝内胆管一般只能显示肝总管和左右肝管，更细小的肝内胆管通常难以清晰显示。胆总管显示为门静脉前方的管状结构，形成双管样结构，见图 7-12。

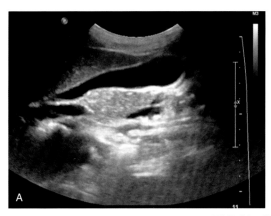
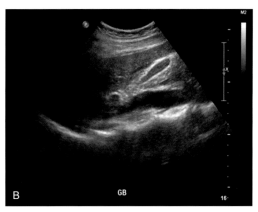

图 7-11 胆囊声像图
A. 空腹状态充盈的胆囊；B. 餐后排空的胆囊。

胆囊前后径、胆囊前壁厚度及胆总管宽度是 3 个重要的参数。

1. **禁食后成人胆囊正常大小** 一般正常胆囊长径不超过 90mm，前后径不超过 40mm。胆囊壁厚度小于 3mm。测量胆囊壁厚度时要选择其体部前壁，见图 7-13，这样可避免声波穿过胆囊后发生增强效应而掩盖其后壁的轻度增厚，造成测量不准确。胆囊壁增厚提示有胆囊炎，但有许多其他因素（如胆囊腺肌症、腹水等）也能导致胆囊壁增厚，故探查到胆囊壁增厚后还应结合临床方可作出胆囊炎的诊断。

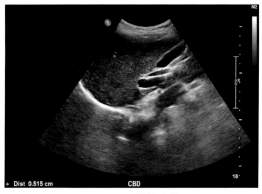

图 7-12 胆总管声像图
测量的管状结构即为胆总管。

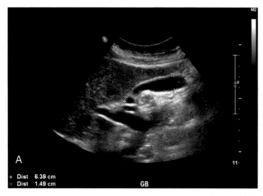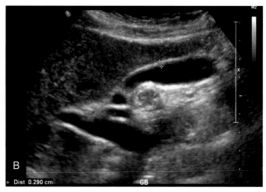

图 7-13　胆囊的测量

A.测量胆囊大小；B.测量胆囊壁。

2. **胆总管内径**　正常<6mm；7~8mm 需结合临床；>8mm 提示胆总管增宽。肝内胆管内径>3mm。测量时应取一侧胆总管内壁至对侧内壁的宽度。胆总管内径可因胆囊切除、曾患胆道梗阻或年龄较大等增宽。

四、异常超声表现

1. 胆囊结石

(1)典型表现:胆囊腔内强回声团；后方伴有声影；随体位改变而移动。

(2)非典型表现

1)充满型胆囊结石:胆囊窝处不能探及正常胆囊影像,取而代之的是出现一条弧形或条带状强回声且后方伴有声影,胆囊下半部或后壁受声影遮挡完全不显示。前方为增厚胆囊壁的低回声包绕中间结石的强回声,后方伴有声影。以上称为胆囊结石声影三联征(wall-stone-shadow 征,WES 征)。

2)胆囊颈部结石:结石嵌顿于胆囊颈部时,有时仅能见到胆囊体积增大或胆囊颈部的声影,这时就需要多角度、多层面探查,以免发生结石的漏诊。

3)泥沙样结石:胆囊腔内的点状强回声沉积于胆囊后壁,可见伴有声影的强回声带随体位改变而移动变形。

4)胆囊壁胆固醇结晶:附着于胆囊壁的单发或多发点状强回声,后方伴有"彗星尾征",位置不随体位变化而改变。

2. 急性胆囊炎

(1)超声表现

1)胆囊体积增大:胆囊大小变化范围很大,不应仅根据大于正常体积而作出诊断。要综合胆囊横径增大、张力增高作为诊断依据。

2)胆囊壁毛糙、增厚:胆囊壁毛糙,厚度>3mm,部分可见胆囊壁呈"双层"或"三层"影。重者胆囊壁穿孔,表现为胆囊壁局限性膨出或缺损(多见于胆囊底部或颈部),胆囊腔内积气,胆囊窝或肝周出现局限性液性暗区。

3)胆汁透声差:胆汁浑浊,腔内可见中低或中等回声沉积,呈片状、絮状,无声影,随体位改变而移动,胆囊后方的增强效应减弱或消失。

4)超声墨菲征阳性。

（2）如果需要评估是否存在急性胆囊炎，则需找到胆囊底部后探头加压，判断是否存在墨菲征阳性。注意：探头加压处应位于肋弓以下，并在图像上看到胆囊底部有变形，以免误压肋骨出现疼痛造成误诊。

3. 胆总管结石

（1）胆总管扩张，若结石完全嵌顿可伴有胆囊体积增大和肝内胆管扩张。

（2）扩张的胆总管内可见与胆总管壁界限清晰的强回声团，后方伴有声影。

（3）结石位于胆总管下段时，位置较深并受十二指肠气体干扰往往显示困难。可嘱患者饮水后取右侧卧位、仰卧位，探头加压并适度改变体位以增加结石检出率。

五、病例

病例 1　患者，男，50 岁。自觉右上腹不适。

超声表现：胆囊腔内可见强回声团且后方伴有声影，改变体位后可见此强回声团移动，见图 7-14。

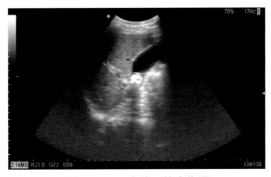

图 7-14　胆囊结石的声像图

超声诊断：胆囊结石。

病例 2　患者，男，49 岁。进餐后右上腹剧烈疼痛。体温 38.7℃。

超声表现：胆囊体积明显增大，张力增高，胆囊壁毛糙增厚，胆汁透声差，可见中低及中等回声沉积。胆囊窝内可见线样液性暗区，见图 7-15。

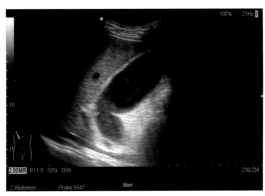

图 7-15　急性胆囊炎的声像图

超声诊断：急性胆囊炎，胆汁淤积。

病例 3 患者,女,43 岁。突发右上腹疼痛,恶心、呕吐。体温 38.6℃。体格检查:墨菲征阳性。

超声表现:胆囊体积增大,胆囊壁毛糙增厚,胆汁透声可,胆囊腔内未见明显异常回声。胆总管上段扩张,腔内可见一处强回声团伴声影,位置不随体位变化而改变,见图 7-16。

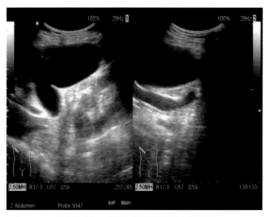

图 7-16　胆总管结石的声像图

超声诊断:急性胆囊炎,胆总管上段结石嵌顿。

六、注意事项

1. **胆囊未显示**　主要见于胆囊缺如、胆囊切除术后、充满型胆囊结石。前两者结合病史即可诊断,充满型胆囊结石因为胆囊内没有胆汁充盈,胆囊腔典型的无回声区消失,胆囊内充满了强回声的结石,因此不易与周边的肠管区别。仔细观察可以发现 WES 征。

2. **结石与息肉鉴别**　嘱患者改变体位,观察病变形态及位置是否随体位不同而改变。

3. **结石与肠气鉴别**　结石后方声影比较稳定,与声束入射方向一致,边缘整齐,内部没有杂乱的多重反射,肠气后方的声影为 "dirty" 声影,模糊杂乱且不稳定,见图 7-17。

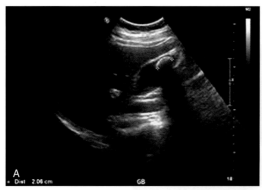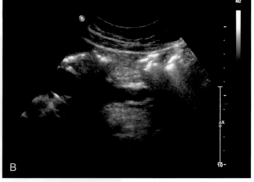

图 7-17　结石与肠气的声像图
A. 结石后方声影; B. 肠气后方声影。

小结

1. 肝破裂(血肿)及肝脓肿的超声表现随病程发生改变是其典型的特征,根据病情变化随时复查可及时发现病情变化。

2. 患者仰卧位时,肝肾间隙及盆腔内膀胱周围(女性为子宫后方)是腹水/积血的常见部位。

第八章
胰腺超声

学习目标

掌握　急诊常见胰腺疾病的超声表现。
了解　胰腺结构超声。

一、解剖要点

胰腺位于上腹部左季肋区的腹膜后间隙,平第一、第二腰椎的高度,跨越脊柱。胰腺分为头、颈、体、尾四部分,尾部比头部略高。胰头下部向左下方突出呈钩状,称为钩突。胰管起自胰尾,横贯胰体,在胰头处转向后下方,与胆总管汇合后共同开口于十二指肠降部的乳头,见图 8-1。

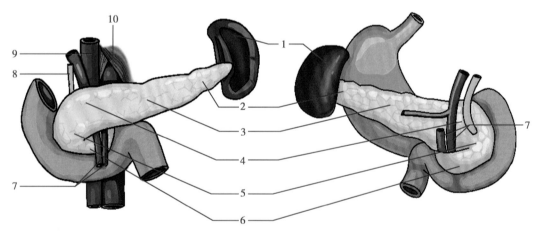

1. 脾脏; 2. 胰腺尾部; 3. 胰腺体部; 4. 胰腺颈部; 5. 胰腺头部; 6. 胰腺钩突;
7. 肠系膜上动脉和静脉; 8. 胆总管; 9. 下腔静脉; 10. 腹主动脉。

图 8-1　胰腺解剖

二、检查条件

1. **探头**　常选用凸阵探头。成人胰腺检查频率为 3~5MHz,肥胖者可用 2.5MHz,婴幼儿使用频率为 5~10MHz。

2. **扫查体位**　仰卧位为常规体位,胃肠道肠气较多遮挡胰腺时,也可以采取侧卧位(胃肠道内气体移向对侧,左侧卧位饮水后以胃及左肾为透声窗观察胰尾、右侧卧位以肝为透声窗观察胰头和胰体)、半坐位或坐位(肝脏下移推开胃肠道内的气体)。少数情况下也可以采用立位或俯卧位。

3. **扫查技巧** 清晨空腹状态检查最佳(如有条件检查前应空腹8小时以上,检查前一天晚上宜清淡少渣饮食,禁食豆、奶等产气食物)。胰腺位于腹膜后,位置较深,为避免肠气干扰,若同一天有胃肠镜、钡餐等检查,应优先进行超声检查。

患者取半坐卧位或坐位,深吸气,以下移的肝脏作为透声窗观察胰腺。若胰尾显示不清,经左侧腹利用胃及左肾作为透声窗观察胰尾。如果胰腺显示不佳,可以嘱患者饮水400~800ml,以充盈的胃为透声窗进行检查。

胰腺位置较深时,探头加压扫查,能推挤胰腺周围气体并使胰腺与体表距离缩短,有助于提高胰腺的显示率和清晰度。

4. **扫查切面**

(1)胰腺长轴:上腹部剑突下横切,将探头向上倾斜15°~30°,从上向下加压缓慢扫查,见图8-2。

(2)胰腺短轴:探头旋转90°可以得到胰腺的短轴切面,自右向左依次观察胰头、胰颈、胰体及胰尾。

(3)观察内容:位置、大小、形态、轮廓、回声、胰管是否扩张及胰管内有无结石,是否有占位,胰周有无积液。

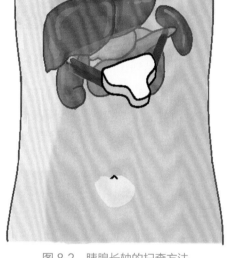

图8-2 胰腺长轴的扫查方法

三、正常超声表现

胰腺边缘整齐光滑,实质呈均匀的点状回声,稍高于肝脏回声。随着年龄增长,胰腺组织萎缩,纤维组织及脂肪组织增加,回声增强,见图8-3。胰腺各部分以前后边缘切线之间的垂直距离为准。胰头、胰体、胰尾分别在下腔静脉前方、肠系膜上动脉前方及脊柱左侧缘测量,见图8-4。胰腺的超声测值目前尚无统一标准,一般胰头不超过30mm,胰体及胰尾不超过25mm。胰腺大小有一定的个体差异,大小需要综合分析,同一患者动态观察具有重要的意义。胰管不超过3mm。

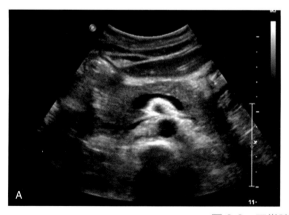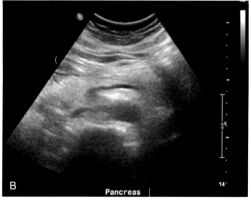

图8-3 正常胰腺声像图

A. 年轻人;B. 老年人。

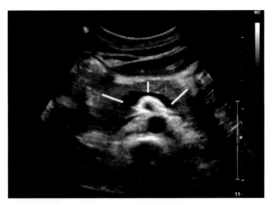

图 8-4 胰腺的测量

自左向右依次为胰头、胰体、胰尾的测量。

1. 长轴切面 胰腺长轴切面呈一个哑铃形、蝌蚪形或腊肠形的结构,可以显示胰头、胰颈、胰体及胰尾,正常胰管一般不显示。识别胰腺的解剖标志为脾静脉、肠系膜上动脉、下腔静脉、腹主动脉等,其中脾静脉最重要,见图 8-5。

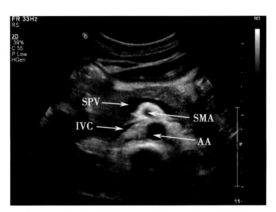

SPV. 脾静脉;AA. 腹主动脉;IVC. 下腔静脉;
SMA. 肠系膜上动脉。

图 8-5 胰腺长轴主要的血管标志

2. 短轴切面 胰头以下腔静脉为标志,胰颈以肠系膜上静脉为标志,胰体以腹主动脉为标志,胰尾以脊柱左缘为标志。

四、异常超声表现

急性胰腺炎为常见的急腹症,分为急性水肿型及急性出血坏死型两种,前者多见,病变较轻。急性胰腺炎的超声表现如下。

1. 大小 胰腺不同程度肿大,多数为弥漫性,急性出血坏死型肿大更明显,有时肿大的胰腺使周围血管受压变形或不易显示。

2. 形态 急性水肿型形态饱满,轮廓尚清晰;急性出血坏死型形态不规则,轮廓模糊,边界不清,有时与周围组织无法分辨清楚。

3. 回声 急性水肿型胰腺回声减低,水肿严重者胰腺可接近于无回声,后方回声明显增强;急性出血坏死型胰腺实质显示为密集较粗的不规则高回声,分布不均匀。若坏死液化明显,胰腺内部混有片状低回声区或无回声区。

4. 胰腺外周 可包绕低回声带。

5. 胰周及腹腔内 可出现积液。

6. 胰腺假性囊肿 发生于胰腺内部或周围,典型的假性囊肿为无回声,大多数囊肿壁欠光滑,后方回声增强,有时可见分隔。若继发感染、出血、坏死,胰腺内部可见点状、团块状低或高回声。

五、病例

病例 1 患者,男,40 岁。上腹疼痛 3 天,加重伴剧烈疼痛 5 小时。

超声表现:胰腺轮廓不清,外形不规则,回声减低且不均匀。胰尾部可见局限性无回声区,见图 8-6。

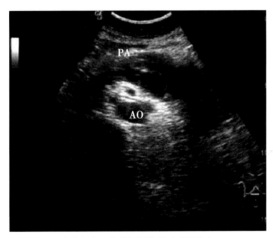

图 8-6 急性胰腺炎声像图 1

超声诊断:急性胰腺炎,胰周积液。

病例 2 患者,男,60 岁。剧烈腹部疼痛 4 小时。

超声表现:胰腺弥漫性增大,形态不规则,实质回声增强且不均匀,胰颈前方可见少量无回声区,见图 8-7。

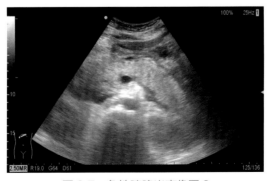

图 8-7 急性胰腺炎声像图 2

超声诊断:急性胰腺炎,胰周积液。

六、注意事项

1. 胰腺位置深,易受胃肠道气体干扰,因此超声显像有时困难。此时可采取改变体位、探头加压等手段增加胰腺的显示率。

2. 胰管均匀扩张时,不要将扩张的胰管误认为脾静脉造成漏诊,彩色多普勒超声可以鉴别。

3. 注意鉴别胰周积液、囊肿与胃肠道内液体,胃肠道内液体可随胃肠道蠕动而有流动性。

4. 急性胰腺炎常由胆囊及胆总管结石引起,因此急性胰腺炎时应同时观察胆囊及胆总管。

5. 急性胰腺炎典型的超声表现为胰腺肿大,回声异常,主胰管扩张,胰腺内、外积液及假性囊肿等。

6. 部分轻症或早期胰腺炎,胰腺大小或超声表现可以正常,因此结合临床症状、体征及实验室检查指标对诊断至关重要。

小结

1. 胰腺轮廓、大小、回声是扫查的主要内容。
2. 超声反复扫查是胰腺炎诊治过程中协助评估病情的重要手段。

第九章
脾脏超声

学习目标

掌握 脾破裂、脾梗死及脾脓肿的超声表现。
了解 脾脏的正常声像图。

一、解剖要点

脾脏位于左季肋区，第 9~11 肋腋前线至腋后线之间。脾脏外侧面为膈面，贴于膈肌下方；内侧面与胃、胰尾、左肾及结肠脾曲相邻；脾脏大小和形状变化较大，一般呈卵圆形，膈面隆突，脏面凹陷。脾脏内侧面中部为脾门，略向内凹陷，有血管及神经出入，见图 9-1。脾脏位置易受胸膜腔内压、腹内压及膈肌位置的影响。

二、检查条件

1. **探头** 凸阵探头，频率为 3~5MHz。
2. **检查条件设置** 机器预设的腹部条件，根据脾脏大小与位置调整深度及聚焦位置。
3. **体位及扫查位置** 仰卧位或右侧卧位，将探头置于左侧第 8~11 肋间，探头向上倾斜，见图 9-2。

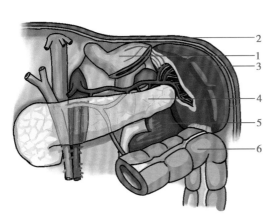

1. 胃；2. 膈肌；3. 脾脏；4. 胰腺；5. 左肾；6. 结肠。

图 9-1 脾脏解剖

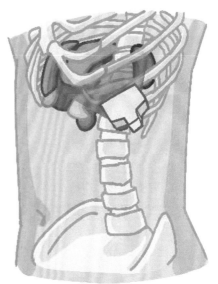

图 9-2 脾脏的扫查位置

4. 扫查技巧及要点　嘱患者上举左上肢扩大肋间隙,深吸气,膈肌向下移动,使脾脏下移至肋下,有助于脾脏的显示。

脾脏扫查应全面,不能看到最大切面就满意,应该自前向后完整扫查,避免漏诊。

左肺气体回声是标志,显示为从肺表面到深部方向的亮直线。脾脏显示为肺部气体下方的类三角形的结构。

有时脾脏完全或部分被左肺遮挡无法显示或患者肠气重无法探及脾脏,此时可以将探头略向背侧移动,或将探头下移一个肋间,自足侧向头侧扫查,也可嘱患者取坐位,自后背肋间扫查。

三、正常超声表现

脾脏为实质均匀的等回声,回声略低于肝脏。脾门处可见脾动脉及脾静脉呈放射状进入脾脏,见图 9-3。

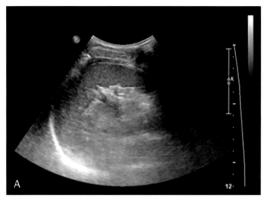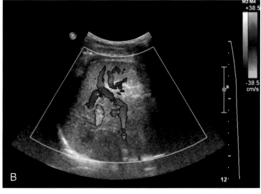

图 9-3　正常脾脏的声像图(A、B)

厚径测量:左肋间斜切面显示脾门及脾静脉,稍移动探头,在脾厚度最小的切面测量脾门至凸面包膜的最小距离。脾脏正常厚度<4cm,见图 9-4A。长径测量:左肋间斜切面显示脾脏最长径线,测量上、下缘的距离。脾脏正常长径<10cm,见图 9-4B。

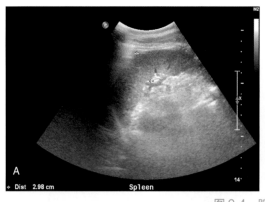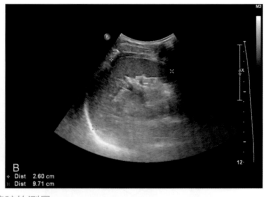

图 9-4　脾脏的测量

A.脾脏厚径;B.脾脏长径。

四、异常超声表现

1. 脾破裂　常继发于外伤,尤其是病理性肿大的脾脏更容易破裂。根据损伤的范围和程度分为 3 种类型。

(1) 真性破裂:脾包膜连续性中断,局部回声模糊或有局限性无回声区。实质内可见形态不规则的不均匀低回声区或高回声区。严重者可见脾脏正常形态消失,边缘模糊不清,内部回声杂乱。脾周或腹腔内可见游离积液。

(2) 中央型破裂:脾脏体积增大,轮廓清楚光整,局部回声不均匀,可出现不规则的回声增强或减低。若血肿形成,脾实质内可见不规则无回声区,病程长时可见假性囊肿形成。

(3) 包膜下破裂:脾脏体积增大,形态改变,包膜隆起,光滑完整,脾外周可见形态不规则的低回声区或无回声区,呈半月牙形。出血时间长时内可见高回声的血凝块或机化的高回声条索。

2. 脾梗死　常见病因为心脏或腹腔内动脉血栓导致动脉分支阻塞或红细胞增多症、恶性肿瘤、淤血性脾大等。

超声可见病变多发生于脾前缘,常为单发,也可多发。脾实质内出现楔形或不规则的低回声区,基底较宽,尖端指向脾门,随着病程延长,内部回声增高且不均匀。彩色多普勒超声可见梗死区无血流信号。

3. 脾脓肿　常见于亚急性细菌性心内膜炎、败血症、免疫功能低下或滥用药物。

半数患者超声可见出现脾脏体积增大,增大程度与脓肿部位、范围及数量有关。早期可见单发或多发的类圆形或不规则的高回声区或低回声区,边缘不规则,内部回声不均匀。彩色多普勒超声显示病灶周边及内部血流丰富。随病情进展,脓肿液化发展为内缘不光滑的厚壁无回声区,内可见浮动的点状或斑片状高回声。

五、病例

病例 1　患者,男,40 岁。车祸外伤后 0.5 小时。

超声表现:脾脏增大,脾实质回声不均匀,中部可见一处大小约 46mm×42mm 的不均匀低回声区,边界清晰,形态不规则,内部可见少许不规则无回声区,见图 9-5。脾脏外侧膈面回声不规则,包膜不连续,脾周可见游离液性暗区。

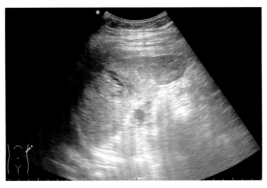

图 9-5　脾破裂声像图

超声诊断:脾破裂,脾周积液。

病例 2　患者,男,53 岁。再生障碍性贫血 7 年,突发左季肋部疼痛 1 小时,向左肩部放射,最高体温 38.2℃。

超声表现:脾脏回声不均匀,膈面包膜下可见一处宽基底楔形低回声区,边界清晰,形态欠规则,尖端指向脾门,未见明显血流信号,见图 9-6。

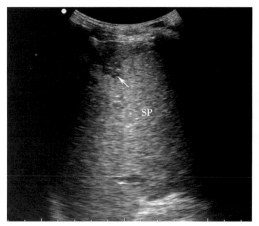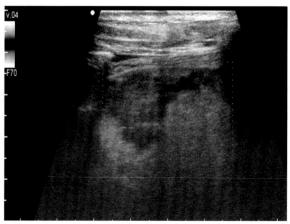

图 9-6　脾梗死声像图

超声诊断：结合病史考虑脾梗死。

病例 3　患者，女，60 岁。左上腹痛，体温 39.2℃，白细胞计数增高。

超声表现：脾脏体积增大，实质回声不均匀，中部可见一处低回声区，边界清晰，形态不规则，内部回声不均匀，内未见明显血流信号，其周边脾实质回声不均匀，外侧脾包膜中断，见图 9-7。

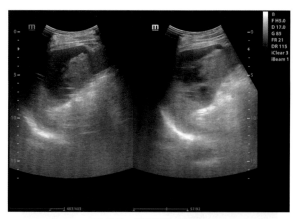

图 9-7　脾脓肿声像图

超声诊断：结合临床考虑脾脓肿破裂。

小结

1. 脾脏破裂属于腹部闭合性损伤，应同时检查肝脏、胆囊、胰腺、双肾等其他腹腔脏器及有无胸腔积液。

2. 脾破裂、脾梗死及脾脓肿的超声表现均随时间发生变化，因此，超声可用于动态观察脾脏疾病的变化。

第十章

肾脏、输尿管与膀胱超声

学习目标

掌握　肾脏、输尿管及膀胱的扫查手法。

掌握　肾脏、输尿管及膀胱常见疾病的超声表现。

熟悉　肾脏、输尿管及膀胱的正常声像图。

第一节　肾脏与输尿管

一、解剖要点

肾脏位于腹膜后，脊柱两侧，第 12 胸椎到第 3 腰椎之间，其上端向前内倾斜，长轴呈"八"字形。位置随呼吸运动而上下略有移动。右肾邻近肝右叶，位置略低于左肾，左肾前上方为胃底、胰尾和脾门，见图 10-1。

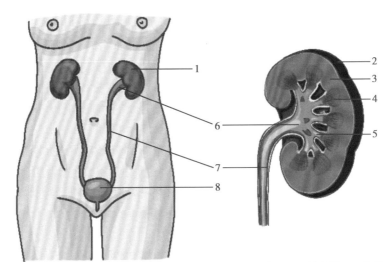

1. 肾脏；2. 肾包膜；3. 肾皮质；4. 肾髓质；5. 肾盏；6. 肾盂；7. 输尿管；8. 膀胱。

图 10-1　泌尿系统解剖

肾脏呈外凸内凹的"蚕豆"形，长径 9~12cm，宽径 4~5cm，厚径 3~4cm。

肾的中央为肾动脉、肾静脉、肾盂、神经及淋巴管出入的肾门。肾脏由肾窦与肾实质组成。进入肾门为一个较大的腔隙,为肾窦,由肾盂、肾盏、脂肪结缔组织、血管及淋巴管构成。肾实质分为皮质和髓质,皮质在外层,呈弧形将髓质包绕,由肾小体、近曲小管、远曲小管及集合管的皮质部分构成;髓质在深层,由髓袢和集合管构成,形成15~20个肾锥体,锥体顶端突入肾窦称为肾乳头,肾小盏边缘包绕肾乳头,收集尿液,尿液经肾小盏、肾大盏、肾盂,最终汇入输尿管(图10-1)。

输尿管是一对细长肌性的管状结构,管径约5mm,在肾门处起自肾盂,止于膀胱。输尿管分为3段:髂动脉以上的部分称为输尿管上段(腹段);髂动脉以下进入盆腔的部分称为中段(盆段);末端斜穿膀胱壁进入膀胱三角区的部分称为下段(膀胱壁内段)。输尿管有3个生理性狭窄,是结石常见的嵌顿部位,分别为肾盂输尿管移行处、跨越髂总或髂外动脉处、膀胱壁内段。

二、检查条件

1. **探头** 通常选用频率3~5MHz的凸阵探头,对消瘦患者或婴幼儿可选用5~12MHz高频线阵探头。

2. **检查条件设置** 使用机器预设的肾脏或腹部条件,根据实际情况调节深度及聚焦位置,使肾脏能够完整地显示在屏幕中;适当调节增益、深度及增益补偿等条件使肾脏显示清晰。

3. **体位及扫查位置** 常用体位为仰卧位及侧卧位,也可采用斜卧位、俯卧位、坐位或立位。扫查位置为右侧腹部、肋弓下、肋间及背部。

4. **扫查技巧及要点** 肾脏超声检查不需要患者进行特殊准备,若需要同时行全腹超声检查最好在空腹状态进行,若需要同时查看输尿管和膀胱情况,则需要憋尿后进行。已导尿的患者拟进行膀胱超声检查,需要提前夹闭导尿管,紧急情况下也可以进行膀胱冲洗夹闭导尿管使膀胱充盈。

根据不同需要,在检查过程中需要患者变换体位为仰卧位、俯卧位、侧卧位、斜卧位、直立位等。检查过程中由于肋骨、肠气的阻挡和干扰,可导致某部分肾组织结构无法清楚显示,可配合患者的呼吸运动、调整患者体位、调整探头位置或方向等方式进行检查。

为了避免遗漏,通常按照一定的顺序检查:先纵向摆放探头,由外向内,观察肾外、中、内矢状切面的情况;然后在同一位置横向摆放探头,由上至下,检查肾上极、肾门、肾下极等冠状切面的情况。

背部扫查可以避开肠气的干扰,较容易显示整个肾脏,但容易受肋骨遮挡,有时需要上下移动探头从不同的肋间观察肾上、下极,同时肥胖和肌肉发达的患者可能显示较差。

吸气时肾脏下移可以避开肋骨的遮挡清晰显示整个肾脏,但有时最大吸气状态时肾下极可能因肠气干扰显示不清,此时可以嘱患者调整吸气幅度。

肋弓下及肋间扫查应注意以肝脏或脾脏为透声窗。

侧腹部斜向扫查可以观察到从肾盂出肾门后延续为输尿管上段。

三、正常超声表现

1. **肾脏** 肾窦区为高回声,皮质回声呈均匀中等回声,略低于肝脏回声,髓质回声低于皮质,锥体呈顶端指向肾窦的圆锥形,冠状面呈放射状排列,见图 10-2。

2. **输尿管上段**　正常输尿管上段因管径细超声不能显示,病理情况下超声可以观察到扩张的输尿管上段。

3. **测量肾脏大小**　嘱患者深吸气后屏气,图像稳定后冻结图像测量。肾脏最大冠状切面测量肾脏长径,经过肾门的冠状切面测量宽径,肾门水平横切面测量前后径,见图 10-3。通常成人肾脏长径 ≥ 9cm,长径<9cm 要警惕肾脏萎缩或先天发育异常的可能。

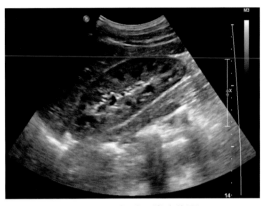

图 10-2　肾脏正常声像图

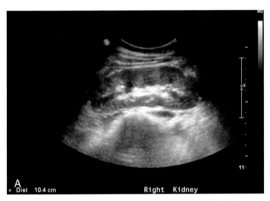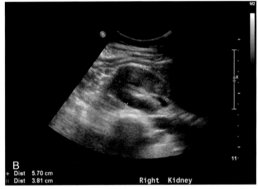

图 10-3　肾脏的测量

A. 肾脏长径测量；B. 肾脏前后径测量。

四、异常超声表现

1. **肾周血肿**　由外伤或肾脏穿刺引起。超声表现:肾周间隙内出现形态各异的无回声或低回声区,出血量较少时多呈弧形、月牙形,见图 10-4。

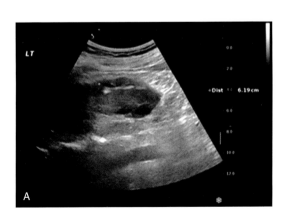

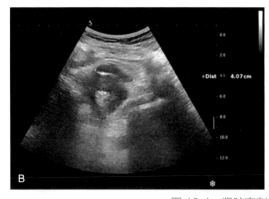
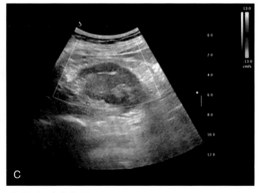

图 10-4　肾脏穿刺后肾周血肿声像图

A、B. 肾脏长轴、短轴切面,肾脏周围可见月牙形低回声区; C. 肾周血肿长轴切面彩色多普
勒超声未见明显血流信号。

2. **肾结石**　晶体物质或有机基质在肾脏的异常沉积,位于肾盂、肾盏。主要症状为腰痛、血尿,梗阻时发生肾绞痛。超声表现:典型表现为肾盂或肾盏内的强回声,后方伴声影。有时会继发肾积水,此时结石诊断更容易。有的结石也可以没有声影,此时容易被肾窦的强回声掩盖。彩色多普勒超声显示"闪烁"伪像,可以帮助诊断结石。

3. **肾积水**　通常由尿路梗阻引起,尿液排出受阻,肾盂、肾盏压力增高,发生积水,长期存在会导致肾实质变薄。常见原因有结石、肿瘤、炎症、结核、损伤、前列腺增生、先天性输尿管狭窄及腹盆腔占位压迫输尿管等。

(1)超声表现:肾积水分为轻、中、重度,图 10-5。

1)轻度肾积水:肾窦前后分离超过 15mm,肾盂、肾盏均有轻度扩张,但肾实质厚度和彩色血流不受影响。

2)中度肾积水:肾盂、肾盏明显扩张,肾盏扩张较为明显,积水的各个肾盏彼此分开,呈"花朵样"或"烟斗样",肾实质回声正常。

3)重度肾积水:肾脏体积增大,形态失常,肾盂、肾盏明显扩张,肾实质明显变薄,肾实质内彩色血流信号明显减少或消失。

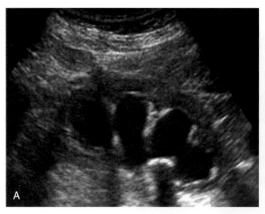
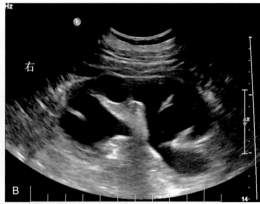

图 10-5　肾积水

A. 中度肾积水; B. 重度肾积水,可见肾实质明显变薄。

（2）鉴别诊断

1）生理性：膀胱过度充盈和 / 或大量饮水（或利尿药、解痉剂的应用），可使肾盂内存有少量尿液，声像图出现肾窦回声分离，但通常<10mm，在排尿后或待利尿期过后，肾窦回声分离现象消失，有别于病理性肾积水。妊娠妇女常有双侧对称性轻度肾窦回声分离，也属生理现象（因黄体酮作用）。

2）肾囊肿：多发性肾囊肿多数为孤立的无回声，可能位于皮质或集合系统内，多数为圆形。肾积水表现为多个呈无回声的肾盏相互连通，汇合成肾盂，且形态不如肾囊肿规则。

五、病例

病例　患者，男，34 岁。左下腹疼痛 1 天。

超声表现：左肾下极集合系统内见多个强回声区，较大者 0.8cm×0.6cm，后方伴声影。左侧肾盂、肾盏扩张，宽约 1.4cm，输尿管上段宽约 0.7cm，内见强回声，大小 0.8cm×0.4cm，后方伴声影，见图 10-6。

超声诊断：左肾多发结石，左肾积水，左侧输尿管上段扩张伴结石。

六、注意事项

1. 肾脏形态的正常变异、分叶状肾、先天发育异常可能会出现马蹄肾，双侧肾下极融合跨过腹主动脉前方。

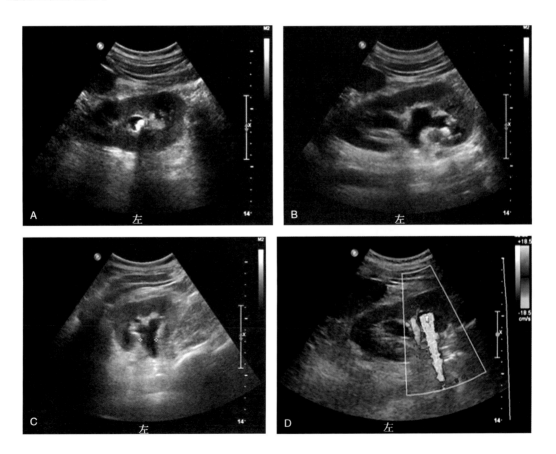

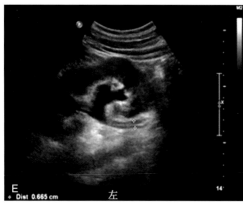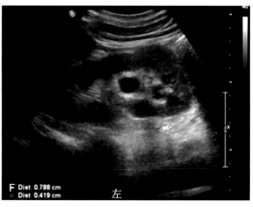

图 10-6　肾脏及输尿管上段结石声像图

A. 肾盏扩张,内见强回声,后方伴声影;B. 肾盂、肾盏扩张;C. 肾盂宽 1.4cm;D. 彩色多普勒超声显示结石后方可见闪烁伪像;E. 输尿管上段宽约 0.7cm;F. 输尿管上段内见强回声,后方伴声影。

2. 正常肾区未探及肾脏时要警惕肾脏先天发育异常、异位肾或肾脏萎缩(肾脏萎缩变小,实质回声增强,与肠气不容易鉴别)的可能,应结合病史。

3. 彩色多普勒超声检查有助于鉴别轻度肾积水与肾内静脉。

第二节　肾　动　脉

一、解剖要点

肾动脉是腹主动脉分支之一,肾动脉后分支依次为前支和后支(在肾门部)、段动脉、叶间动脉、弓状动脉(绕行于髓质边缘)和小叶间动脉,见图 10-7。肾静脉与肾动脉伴行,最终汇入下腔静脉。

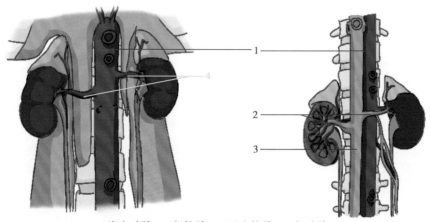

1. 腹主动脉;2. 肾静脉;3. 下腔静脉;4. 肾动脉。

图 10-7　肾动脉解剖

二、检查条件

1. **探头** 通常选用凸阵探头。

2. **检查条件设置** 使用机器预设的腹部血管条件,根据患者体型调节深度及聚焦位置,适当降低灰阶增益、增加彩色增益,降低量程(scale)有助于血管的显示。

3. **体位及扫查位置** 患者空腹 8 小时以上,检查前一天少吃油腻食物。仰卧位及侧卧位是肾动脉检查的常用体位。腹部正中横切面扫查肾动脉肾外段;侧卧位肾脏冠状切面扫查肾动脉肾外段及肾内分支。

4. **扫查技巧及要点**

(1)适当加压,推开肠气。

(2)配合患者呼吸,通常患者深吸气后屏气有利于肾动脉的显示。

三、正常超声表现

肾脏的血管灰阶超声显示困难,彩色多普勒血流显像容易显示肾内外血管。

上腹部横切面扫查可以显示肾动脉自腹主动脉发出,可追踪至肾门,右肾动脉常略高于左肾动脉,见图 10-8。同一切面很难显示肾动脉的全程。一些肠气重的患者肾动脉肾外段显示困难。肾灌注良好者可以清晰显示肾内动脉各分支。肾脏冠状切面可显示肾脏动脉呈树枝状,见图 10-9。在休克、脓毒症等重症患者中,会出现肾脏灌注不足引起少尿、急性肾损伤,对肾血流探查是协助评估肾脏灌注的检查之一。

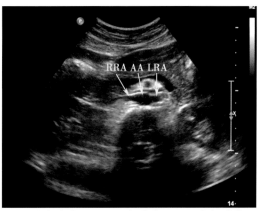

AA. 腹主动脉;LRA. 左肾动脉;RRA. 右肾动脉。

图 10-8 腹部正中横切面扫查肾动脉肾外段

四、病例

患者,男,35 岁。因"感染性休克"入院,无尿,肌酐进行性上升。肾脏彩色多普勒超声表现见图 10-10。

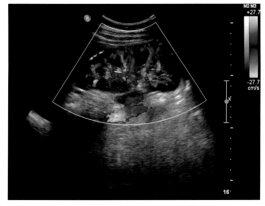

图 10-9 肾脏冠状切面

可见呈树枝状的血流,红色为动脉,蓝色为静脉。

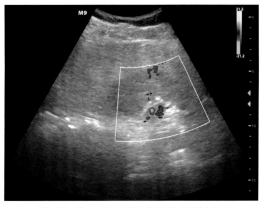

图 10-10 肾脏彩色多普勒超声表现

肾脏血流减少。

超声诊断：肾脏灌注减少。

第三节　膀　胱

一、解剖要点

膀胱为储存尿液的空腔器官,其位置、形态、体积、壁的薄厚随充盈程度的不同而改变。膀胱位于小骨盆腔前方,后方与直肠(男性)、阴道(女性)毗邻。空虚时呈锥体形,膀胱尖不超出耻骨联合上缘平面。充盈时呈类圆形,壁厚 2~3mm,壁光滑。膀胱三角区位于底部,三个角为双侧输尿管开口及尿道内口,为肿瘤的好发部位。

二、检查条件

1. **探头**　通常选用凸阵探头,频率为 3.5~5MHz。

2. **检查条件设置**　使用机器预设的腹部条件,根据患者体型、膀胱充盈程度调节深度及聚焦位置。

3. **体位及扫查位置**　检查前适度充盈膀胱。仰卧位是膀胱检查的常用体位,侧卧位用于观察膀胱内的肿物是否移动以鉴别结石、凝血块及肿瘤。于下腹部正中纵切面,分别向两侧自内向外移动探头扫查,获得纵切面图像;于下腹部横切面,向上移动探头至膀胱顶部,再向下移动至膀胱颈部,获得横切面图像。

4. **扫查技巧及要点**

(1)膀胱前壁容易出现多重反射,适当加压或改变扫查角度后消失。

(2)缓慢、完整、连续扫查,观察膀胱壁及腔内异常回声,避免漏诊。

三、正常超声表现

充盈的膀胱为薄壁无回声,膀胱后壁稍隆起处即为输尿管开口处,见图 10-11。彩色多普勒超声有时可于输尿管口显示尿液喷入膀胱。

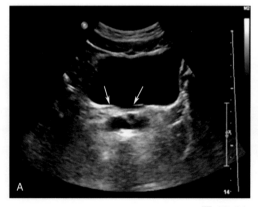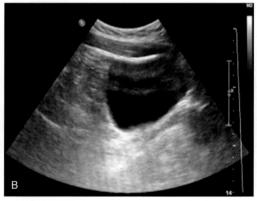

图 10-11　膀胱声像图

A.膀胱横切面,可见两侧输尿管开口(箭头); B.膀胱纵切面。

膀胱容量计算：膀胱容量(ml)=π/6× 左右径 × 前后径 × 上下径。

膀胱最大横切面测量左右径和前后径,最大纵切面测量上下径,见图 10-12。

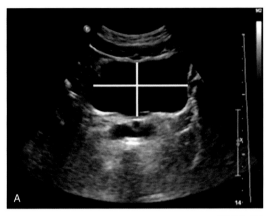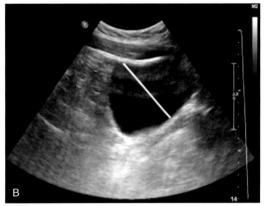

图 10-12　膀胱测量
A.膀胱横切面；B.膀胱纵切面。

四、异常超声表现

膀胱内血凝块：膀胱内可见低回声、高回声或混合回声,常沉积于膀胱底部或位于导尿管周围,随体位改变血凝块的位置和形态有所不同,回声也可以发生改变,随诊观察或膀胱冲洗后血凝块可能变小或消失,彩色多普勒超声显示其内无血流信号。

五、病例

患者,女,30 岁。因"狼疮肾炎、肾病综合征"入院。肾穿刺后血红蛋白下降。

超声表现：膀胱内可见低回声区,范围 5.0cm × 4.2cm × 6.2cm,形态欠规则,边界清晰,内回声不均匀,可见高回声,随体位改变可移动；彩色多普勒超声显示其内无明显血流信号,见图 10-13。

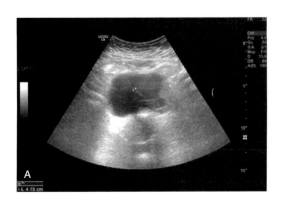

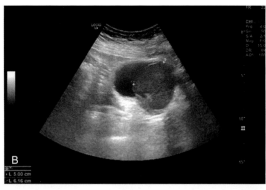
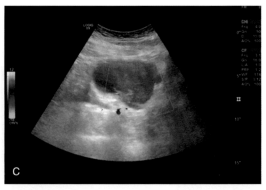

图 10-13 膀胱内血凝块声像图

A.膀胱横切面显示血凝块；B.膀胱纵切面显示血凝块最大径；C.彩色多普勒超声图像。

诊断：膀胱内血凝块（3 天后复查明显减小，10 天后检查消失）。

小结

1. 肾周积液、积血探查时需要对肾周进行全面探查，避免遗漏。

2. 肾长轴是对肾灌注血管探查的理想切面。

3. 女性患者注意卵巢巨大囊肿与膀胱的鉴别，囊肿通常会偏于一侧，而膀胱位于正中，且排尿后明显减小或消失，置入导尿管的患者可以根据球囊来辅助识别膀胱。

第十一章
生殖系统超声

学习目标

了解　子宫、输卵管和卵巢的正常声像图,能够识别异位妊娠。

了解　睾丸的检查方法,能够诊断睾丸扭转和腹股沟疝。

第一节　妇　科　超　声

一、解剖要点

女性内生殖器包括阴道、子宫、输卵管和卵巢,见图 11-1。

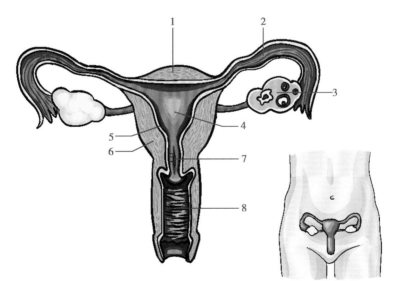

1.宫底;2.输卵管;3.卵巢;4.宫腔;5.子宫内膜;6.子宫肌层;7.宫颈;8.阴道。

图 11-1　女性内生殖器解剖

子宫位于盆腔中央,呈倒置的梨形,分为底、体、颈三部分。子宫壁由外至内分别为浆膜层、肌层及内膜层。子宫内膜受雌激素及孕酮影响随卵巢周期呈周期性变化。

卵巢为一对扁圆形的性腺,产生卵子和激素。卵巢分为皮质和髓质两部分,皮质内有大量的始基卵泡;髓质主要由疏松结缔组织构成,内部主要为动脉、静脉及平滑肌纤维。

输卵管为自两侧宫角发出的一对细长而弯曲的管道,分为间质部、峡部、壶腹部、漏斗部,漏斗部开口于腹腔,游离端呈漏斗状,有许多细长的突起,称输卵管伞。峡部为异位妊娠的好发部位。

二、检查方法

1. **探头** 经腹部扫查通常选用凸阵探头,频率为 3.5~5MHz(经阴道及直肠扫查,本书不进行讨论)。

2. **检查条件设置** 使用机器预设的妇科条件,经腹部超声检查时根据患者腹壁厚度及膀胱充盈程度调节深度及增益,使子宫清晰显示在显示屏中央。

3. **体位及扫查位置** 仰卧位。要求患者适度充盈膀胱,充盈的膀胱可以推开肠管,同时充当透声窗,要求子宫纵切面能清晰显示子宫长轴(包含子宫底部)的完整轮廓。探头置于下腹部。

4. **扫查技巧及要点**

(1)下腹部纵切,获得子宫最大矢状切面,探头分别向两侧滑行,直至子宫消失,注意观察子宫轮廓、肌层及内膜,继续滑行显示双侧卵巢,完整观察卵巢,同时观察附件区是否有异常、盆腔是否有积液;探头旋转 90° 横切面扫查,显示宫体最宽处,从上向下或从下向上平行连续扫查,观察子宫轮廓、肌层、内膜,子宫侧后方的卵巢、附件区及盆腔是否有积液,见图 11-2。

(2)膀胱充盈要适度,过度充盈会挤压盆腔内脏器,使图像小且位于超声的远场,容易造成疾病漏诊及误诊。

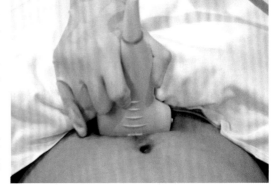

图 11-2 妇科经腹部超声检查

(3)急诊或不能饮水的患者可以经导尿管注入生理盐水 400~500ml,注意不要注入空气,否则会影响观察。

(4)图像不清晰时,适当加压或可使图像显示清晰。

(5)卵巢扫查不清晰时,将探头置于对侧,声束扫向同侧,可获得较好的图像。如探头置于左侧,声束以膀胱为透声窗,扫向右侧,可以使右侧卵巢显示更清晰。

(6)正确识别子宫十分重要,老年绝经期妇女子宫萎缩或盆腔内巨大占位的患者有时子宫位置及形态发生改变不易识别,此时要仔细观察宫体与宫颈的连续性来确认子宫。

三、正常超声表现

1. **灰阶超声** 子宫呈茄形或梨形,可能前倾或后屈,肌层呈中等回声,内膜位于中央,呈条状高回声区,见图 11-3。子宫大小因种族、体格、年龄、生育情况的不同而有差异。内膜回声及厚度随月经周期变化。

2. **正常妊娠** 宫腔内膜增厚,内可见妊娠囊,为厚壁无回声,称为"甜甜圈"征,随孕周增大,妊娠囊内可见卵黄囊(妊娠囊内小的圆形无回声的出现早于胎芽,见到即可确认为宫内妊娠)、胎芽及胎心,见图 11-4。

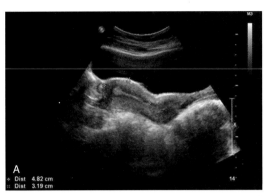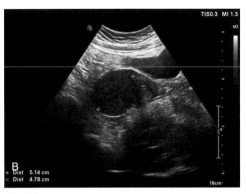

图 11-3　正常子宫声像图

A. 前位子宫；B. 后位子宫。

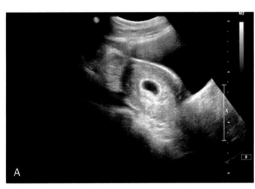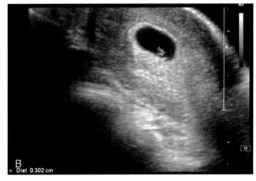

图 11-4　正常宫内妊娠声像图

A. 宫腔内可见妊娠囊，壁厚，呈"甜甜圈"征；B. 妊娠囊内可见胎芽，长 0.3cm。

四、异常超声表现

1. 子宫内膜增厚，宫腔内无妊娠囊，有时宫腔内可见少量积液，形成"假妊娠囊"，要注意鉴别。

2. 附件区混合回声包块未破裂时，可在附件区探及孕囊回声，若见胎芽及胎心搏动则可作出明确诊断。包块破裂后，附件区包块与大量血块混杂在一起，不易区分，此时盆腔内可见较大的包块，呈不均匀中低回声或不均匀中强回声。

3. 流产或子宫破裂后，出现盆腔积液、腹水，少量时位于子宫直肠陷凹，出血较多时可见子宫与包块周围被大量液体包绕，甚至形成血凝块。

五、病例

患者，女，26 岁。平日月经规律，停经 45 天，突发右下腹疼痛 3 小时。体格检查：子宫丰满、质中，右附件区压痛（+）。β-人绒毛膜促性腺激素（β-human chorionic gonadotropin，β-HCG）3 800mIU/ml。

超声表现：子宫体积增大，宫壁回声均匀，内膜厚 16mm，宫腔内未见明显妊娠囊回声。右附件区可探及一个不均匀回声包块，其内可见一处大小 16mm×14mm 类圆形厚壁无回声区，内未见明显胎芽及卵黄囊样回声。子宫直肠凹可见约 50mm×45mm 的游离无回声区，见图 11-5。

超声诊断:右附件区混合回声包块(考虑异位妊娠),盆腔积液。

六、鉴别诊断

1. 黄体破裂 患者出现腹痛,附件区可见不均匀低回声包块,腹/盆腔内可见大量积液。但无停经史,血HCG阴性,且包块一般位于卵巢内。

2. 宫内孕 宫内早早孕经腹超声检查子宫时宫腔内可无孕囊回声,经阴道超声检查未见异位孕囊也不应立即排除异位妊娠,应定期复查并结合血HCG的动态变化作出诊断。

3. 假妊娠囊与妊娠囊 异位妊娠宫腔内有时可见假妊娠囊(薄壁、位置居中且形状多不规则的无回声区,无典型的"甜甜圈"征,本质是游离的积液),此时不要误认为是宫内孕。

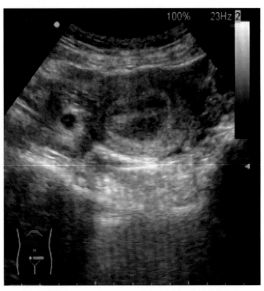

图11-5 右附件区异位妊娠声像图

4. 异位妊娠与黄体的鉴别 异位妊娠多数不能观察到胎芽及胎心搏动,只能看到妊娠囊,此时应与黄体鉴别。妊娠囊多数位于输卵管,卵巢内侧居多,壁厚呈"甜甜圈"征;黄体位于卵巢内,壁较薄,彩色多普勒超声可见环形血流信号。

第二节 睾 丸 超 声

一、解剖要点

阴囊内包含睾丸、附睾、精索及其血管。睾丸呈卵圆形,成人约4cm×3cm×2cm。睾丸的血液供应主要来自精索内的睾丸动脉。附睾位于睾丸的后外及上方,纵切面呈新月形,分头、体、尾3个部分,见图11-6。精索始于腹股沟管腹环,穿过皮下环止于睾丸后缘,内有输精管、动脉及蔓状静脉丛等,见图11-7。

二、检查条件

1. 探头 通常选用线阵探头,频率为6~13MHz。

2. 体位及扫查位置 仰卧位,暴露下腹部及会阴部,将阴茎上提,用纸巾遮盖,固定。检查腹股沟疝时还可以补充直立位。

3. 扫查技巧及要点

(1)多切面连续完整观察:纵切获得一系列连续的纵切面,横切获得一系列横切面。

(2)重视两侧对比,观察形态、回声及血供。

(3)当阴囊内发现肠管或网膜样回声时,可以嘱患者深吸气后屏气或取站立位,观察包块是否增大、蠕动。同时应延续向上扫查直至腹腔发现腹膜连续性中断。

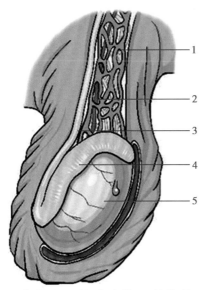

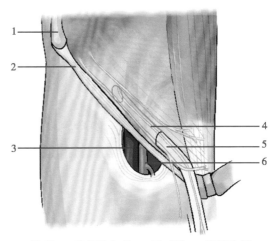

1. 蔓状丛；2. 性腺动脉；3. 输精管；
4. 附睾；5. 睾丸。

图 11-6　阴囊解剖

1. 髂骨；2. 腹股沟韧带；3. 股动脉；4. 腹股沟管；
5. 精索外筋膜；6. 股静脉。

图 11-7　腹股沟管解剖

三、正常超声表现

睾丸纵切面呈卵圆形,横切面近似圆形,实质回声均匀,呈细密点状中等回声,见图 11-8,彩色多普勒超声可见多数睾丸内有一条或数条血管穿行,见图 11-9。附睾纵切面头部圆钝,体、尾部细长,横切面头部及尾部为扁圆形,体部近圆形。

睾丸测量:最大纵切面测量长径,最大横切面测量宽径和厚径,见图 11-8。

四、异常超声表现

1. **睾丸扭转**　多见于青少年和儿童,常在运动后或睡眠中发生,临床表现为突发睾丸剧痛,后期阴囊壁红肿,若不及时治疗,可能导致睾丸缺血坏死。超声表现如下。

(1)末段精索扭曲成团呈"线团样",彩色多普勒超声可见扭曲的精索内无血流信号。

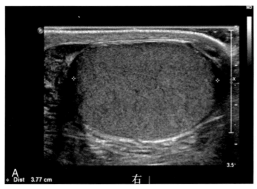

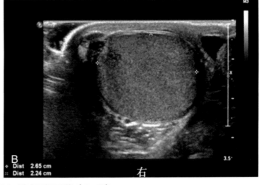

图 11-8　睾丸的正常灰阶超声图像(A、B)

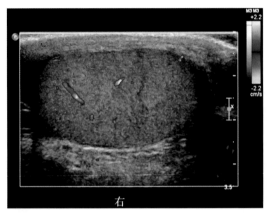

图 11-9　睾丸的正常彩色多普勒超声图像

(2) 睾丸的超声表现随扭转程度及时间的不同而不同：①小于 6 小时（急性期）或扭转小于 360°，睾丸正常或轻度增大，回声均匀或不均匀，血流信号明显少于对侧；②大于 6 小时至数周（亚急性期），睾丸明显增大，回声明显不均匀，可见片状低回声，内部无血流；③大于数周（慢性期）睾丸减小，内部回声不均匀，可见低回声或强回声钙化灶，内部无血流。

2. 腹股沟斜疝　腹股沟与阴囊内无痛性包块，站立位或深吸气腹压增大时可以变大，部分可还纳，也可持续存在。若出现嵌顿，则出现剧烈疼痛。超声表现：①腹股沟区或阴囊内出现索条形或类圆形包块。②站立位或腹压增大时，包块变大。③若内容物为肠管，可以观察到肠壁及肠腔等结构，并可见蠕动；若内容物为大网膜，则呈高回声。④彩色多普勒超声提示大网膜内或肠壁内可见少量血流信号。

五、病例

病例 1　患者，男，36 岁。发现双侧腹股沟区肿物 20 余年，无明显诱因出现双侧腹股沟区胀感，站立位时可触及双侧腹股沟区包块，左侧大小约 2.0cm × 1.5cm，右侧大小约 1.5cm × 1.0cm，质韧，无压痛；肿物未坠入阴囊，平卧后可回纳，按住内环口后肿物不突出，嘱患者咳嗽时有冲击感。

超声表现：左侧腹股沟区皮下软组织内可见肠管样回声，向下可延伸至阴囊上方，最大左右径 3.2cm，最大前后径 2.3cm，可见与腹腔相通，疝颈宽约 2.3cm。右侧腹股沟区皮下软组织内可见肠管样回声，最大左右径 2.0cm，最大前后径 1.0cm，长约 3.4cm，深吸气后可见蠕动，与腹腔相通，疝颈宽约 1.2cm，见图 11-10。

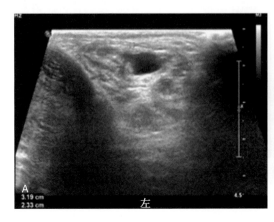
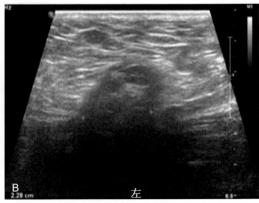

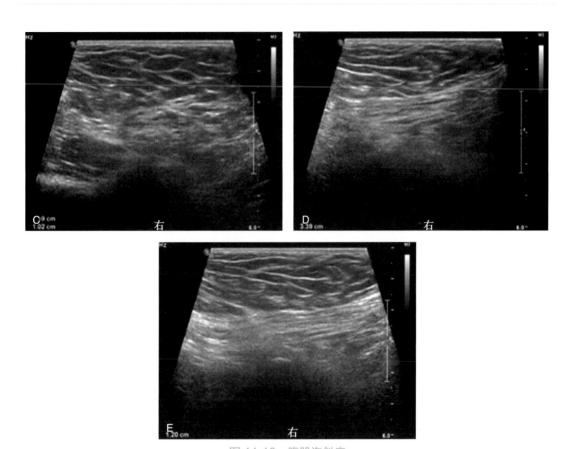

图 11-10　腹股沟斜疝

A. 左侧横切面; B. 左侧疝颈; C. 右侧横切面; D. 右侧纵切面; E. 右侧疝颈。

诊断:双侧腹股沟斜疝(经手术证实)。

病例 2　患者,男,53 岁。车祸致左下腹部损伤,左腹股沟区皮肤可见大片瘀斑,左侧睾丸肿胀。双侧睾丸超声检查见图 11-11。

超声表现:双侧阴囊壁增厚,左侧为著,左侧睾丸回声不均匀,彩色多普勒超声检查未见血流信号,右侧睾丸见均匀中等回声,彩色多普勒超声检查血流信号分布未见明显异常。见图 11-11。

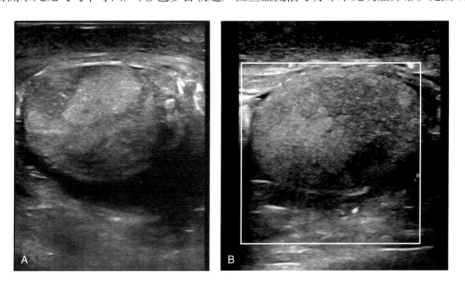

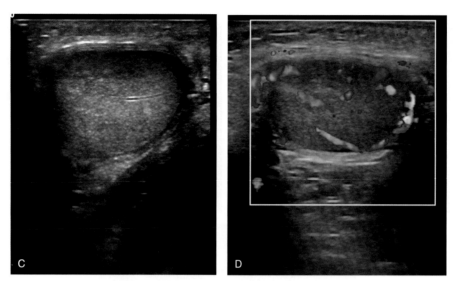

图 11-11　双侧睾丸声像图

A. 左侧睾丸灰阶显像；B. 左侧睾丸多普勒显像；C. 右侧睾丸灰阶显像；D. 右侧睾丸多普勒显像。

超声诊断：左侧阴囊血肿，左侧睾丸外伤性缺血。

术后证实：左侧睾丸动脉断裂。

小结

1. 妇科超声可借助充盈的膀胱作为透声窗得到理想图像。

2. 异位妊娠破裂时寻找孕囊，见盆腔积液进行性增多并结合病史有助于迅速地作出诊断。

3. 睾丸扭转或外伤等病变时双侧对比扫查很重要。

第十二章
软组织与骨骼超声

> **学习目标**
>
> 了解 典型软组织脓肿的超声表现。
> 了解 典型骨折的超声表现。

第一节 软 组 织

一、解剖要点

软组织是由皮肤、皮下组织、肌肉、肌腱、韧带、关节囊、滑膜囊、神经、血管等构成,是人体重要的组织。软组织的疾病繁多,本节仅介绍软组织脓肿的超声表现。

二、检查条件

1. **探头** 常用线阵探头,频率为 5~12MHz,更深层的肌肉可使用低频凸阵探头。
2. **条件和技巧** 根据患者体型和目标结构位置调整扫查深度,并根据成像角度适当调整增益;当超声声束与肌腱肌筋膜垂直时,该结构回声增强。

三、正常超声表现

超声探查时,由浅至深,通常可见表皮、真皮、皮下组织、浅筋膜和肌肉。在真皮、皮下组织和肌肉层可出现血管和神经,见图 12-1。正常肌肉超声以低回声为主,散在分布高回声的结缔组织。由于床旁超声仪器的限制,可能以上结构不能很好区分。

四、异常超声表现

床旁超声在软组织感染化脓监测和决定穿刺时机方面有积极的作用。感染开始时,超声可见肌肉弥漫性回声增强,伴或不伴局限性低回声和弥漫性充血,见图 12-2A;随后局部组织开始坏死、液化,超声可见低回声 - 无回声,或不均匀的异常混合回声,见图 12-2B;当开始出现液性暗区时,可开始考虑穿刺 / 切开引流脓液。床旁超声也可协助测量脓肿大小,显示脓肿周围血管。

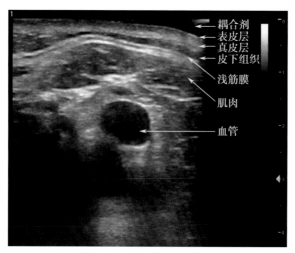

图 12-1　皮下组织声像图

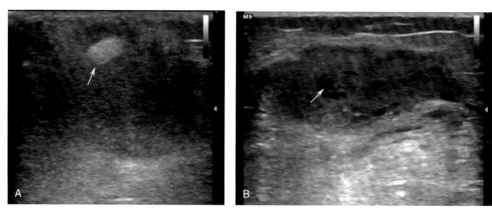

图 12-2　软组织感染声像图
A. 皮下软组织回声不均匀；B. 皮下软组织内可见液化、坏死。

床旁超声也可协助早期识别深部压力性损伤，局部水肿时表现为局部结构混乱，层次不清，当发生坏死、液化可发现无回声或低回声的病灶。

床旁超声也可用于穿刺引起的血肿的监测，较新的血肿超声常表现为边界较为清晰的低回声（图 12-3），超声可连续监测血肿范围、是否合并感染等，协助指导临床处理。

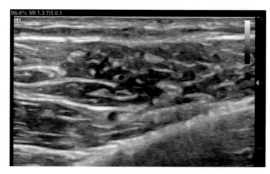

图 12-3　血肿声像图

第二节　骨　　骼

一、解剖要点

骨骼是最坚硬的结缔组织,主要由骨组织、骨膜和骨髓组成。其中骨组织由细胞和大量的钙化细胞外基质组成,因为含钙质多,在对骨骼进行超声探查时声衰减很大。软骨由软骨组织及其周围的软骨膜组成,软骨是一种半固态的结缔组织,软骨超声表现为无回声结构。急诊超声常探及的软骨为肋软骨和气管软骨。

二、检查条件

1. **探头**　浅表骨骼(如肋骨)常用高频线阵探头,更深层的骨骼可使用低频凸阵探头。
2. **条件和技巧**　根据患者体型和目标结构调整取样深度,并根据成像角度适当调整增益。

三、正常超声表现

1. **透明软骨**　正常的透明软骨显示为均匀的无回声带,其边缘可因软骨和邻近组织两种声介质差而发生强反射表现为高回声界面,见图12-4。
2. **骨骼**　骨超声能够显示骨骼轮廓,表现为高回声,由于声衰减,后方伴有声影,超声可评估骨骼轮廓有无不规则中断,见图12-5。

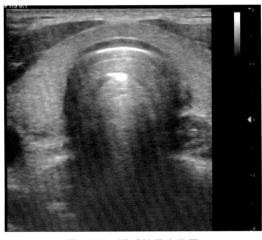

图 12-4　透明软骨声像图
气管软骨呈无回声带,后方与气道界面呈高回声。

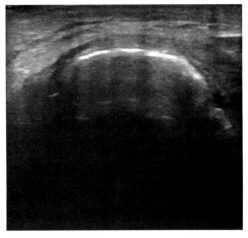

图 12-5　骨骼轮廓呈高回声

四、异常超声表现

骨折时超声可见骨骼轮廓不规则中断,多角度扫查可见断端呈阶梯状或散在碎片隆起,以及周围组织水肿,见图 12-6。

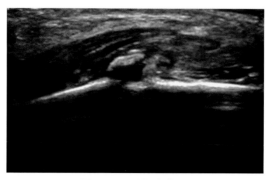

图 12-6　骨折声像图

小结

1. 超声可用于识别软组织感染液化,指导早期穿刺引流,协助压力性损伤早期识别及处理。

2. 骨骼超声在院外创伤或大规模灾害抢救过程中可起到重要的作用。

第十三章
血管超声

学习目标

掌握 动脉和静脉的声像图特点。

掌握 超声识别深静脉血栓技巧。

掌握 超声诊断腹主动脉夹层、动脉瘤的技巧。

第一节 概 论

一、解剖要点

血管属于人体两大脉管系统之一,分为动脉、静脉和二者之间的毛细血管网。动脉作为将血液从心室运送到各个器官的通道,可随心脏收缩、舒张产生搏动,血流呈脉冲式。静脉是血液从外周回流至心房的通道,血流呈连续性。相对于动脉循环来说,静脉属于低压系统。

动脉和静脉血管壁结构均可分为内膜、中膜和外膜,见图 13-1,其中内膜和外膜组成相似。动脉的中膜主要由平滑肌和弹性纤维组成,因此管壁具有较大

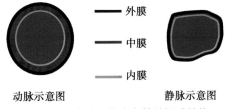

动脉示意图　　　　　　　　　　　**静脉示意图**

图 13-1　动脉和静脉血管壁组成结构

的收缩性和弹性,管腔呈圆形,不易受血管周围压力影响。静脉的中膜无弹性纤维,平滑肌少,因此管腔无收缩性,弹性小,断面形状不规则,易受外周压力影响,下肢静脉可见对称的静脉瓣。通常相伴行的静脉血管内径较动脉更粗,见图 13-2。

二、检查条件

1. **探头**　最常选择线阵探头,腹部血管则选择凸阵或相控阵探头。

2. **血管扫查总体规范**　扫查方向可根据血管解剖先横向扫查,再纵向扫查;根据检查目的,可先进行常规 B 型超声扫查,随后行彩色多普勒及频谱超声扫查;静脉扫查时可根据情况适当加压,协助判断有无血栓;行多普勒检查和测量时血流与声束夹角应<60°,取样容积大小为所测动脉管径的 1/2~1/3。

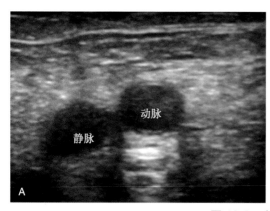
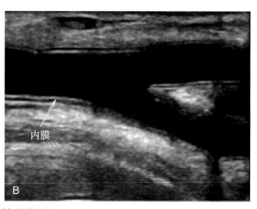

图 13-2　血管声像图

A. 血管声像图（横切）；B. 动脉声像图（纵切）。

三、正常超声表现

1. **B 型超声**　动脉断面呈圆形，按压变形能力差；静脉断面呈椭圆形或不规则形，可随呼吸及外界压力出现变形，无血栓者管腔可被完全压瘪。加压手法为使用探头在目标静脉短轴的垂直方向上快速加压。如果不能垂直加压，则可能因压力分散而影响静脉闭合效果。

2. **C 型超声**　动脉血流呈有力的脉冲式，血流方向背离心脏，血流速度快；静脉血流稍缓和，血流速度慢，血流方向朝向心脏。

3. **脉冲多普勒模式**　静脉血流呈朝向心脏的单向血流，受呼吸及按压影响。图 13-3 显示的为静脉频谱，低速血流，随呼吸运动血流速度有所变化。不同阻力类型的动脉频谱呈不同形态（图 13-4、图 13-5）。动脉和静脉超声表现见表 13-1。如果需测量血流速度，则应尽量使超声声束与血流方向一致。

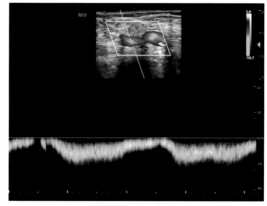

图 13-3　静脉频谱

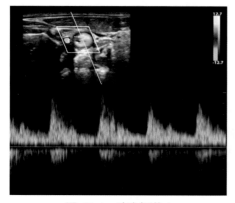

图 13-4　动脉频谱 1

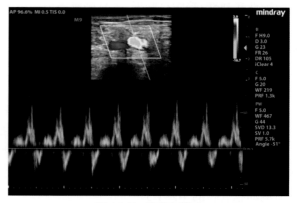

图 13-5　动脉频谱 2

表 13-1　动脉和静脉的声像图鉴别

鉴别点	动脉	静脉
管腔大小	小	大
管腔形状	圆	椭圆
受压变形	较小	较大甚至可以压瘪
管壁厚度	厚(3 层)	薄(单层)
血管搏动性	较强	较弱
瓣膜	无	有
多普勒形式	高速、有明显期相性	低速、血流连续、随呼吸变化

4. 血管的测量　可根据测量目标决定测量位置。主动脉瘤时,测量主动脉直径主要是了解血管扩张程度,此时需测血管外膜到外膜的距离(图 13-6 绿色双向箭头)。测量下腔静脉直径时,目的是了解容量状态,此时需测量内膜到内膜的距离(图 13-6 黄色双向箭头)。

测量注意事项:横切面扫查时探头须垂直血管,否则会高估血管直径(图 13-7A 中绿线为实际直径,黄线为斜切导致高估直径),纵切面扫查时探头须取最大径,否则会低估血管直径(图 13-7B 中绿线为实际直径,黄线为轴切导致低估直径)。

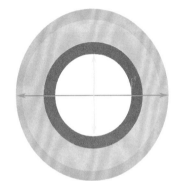

图 13-6　血管测量示意
绿色双向箭头示血管外膜到外膜的距离;黄色双向箭头示血管内膜到内膜的距离。

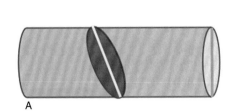
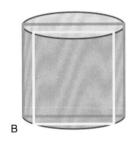

图 13-7　血管直径测量
A. 横切面扫查示意图,绿线为实际直径,黄线为斜切导致高估直径;
B. 纵切面扫查示意图,绿线为实际直径,黄线为轴切导致低估直径。

四、异常超声表现

通过超声判断有无静脉血栓具有十分重要的临床意义。通常可依次通过 B 型超声发现管腔内回声、多普勒提示血流信号及垂直加压管腔低回声部分能被压瘪 3 种方法判断血栓的存在。图 13-8 可见正常静脉加压前后超声表现。

发生血栓后的血管超声改变为静脉管腔内可见低回声结构(图 13-9、图 13-10)。

在急诊超声扫查时,通常只取腹股沟及腘窝筛查血栓,通常认为如果在股静脉及腘静脉未见血栓则可除外约 95% 以上的致命性下肢深静脉血栓。

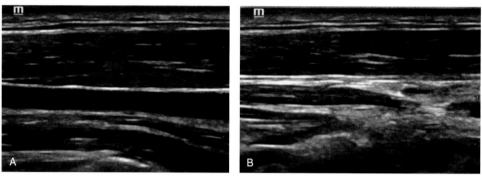

图 13-8 正常静脉加压前后声像图
A.未加压,可见静脉管腔;B.探头施压静脉管腔完全被压瘪。

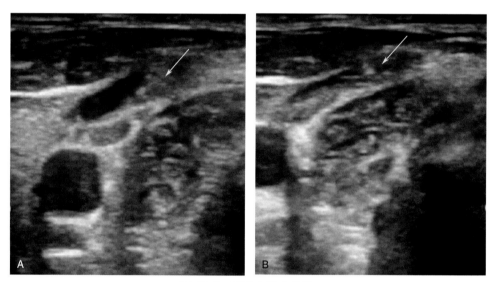

图 13-9 静脉血栓声像图
A.静脉内血栓,箭头所指无回声管腔内低回声血栓,血流信号充盈缺损;
B.血栓部分加压时低回声区(箭头)不能被压瘪。

五、注意事项

1. 腹股沟淋巴结在超声上表现为中高回声的门部结构周边包绕低回声皮质,此时可能被误认为静脉管腔内填充血栓。鉴别方法为旋转探头 90°,显示目标图像长轴,此时淋巴为有终端的环形图像,而血管则为有上下延续结构的管道样图像。

2. 腘窝囊肿特别是存在分隔或透声较差时,可被误认为扩张的静脉或出现血栓的静脉。此时需要寻找囊肿的边界,并结合长短轴切面连续扫查以避免误诊。

3. 血肿或假性动脉瘤也易被误认为静脉血栓。此时可对目标图像进行彩色多普勒超声检查,并结合患者

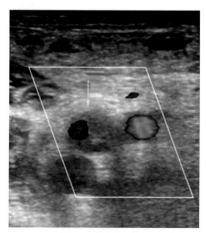

图 13-10 血栓导致管腔内血流信号缺损
箭头所指静脉血栓,加压时低回声部分不能压瘪甚至无形变。

临床情况及病史综合判断。

小结

1. 目标血管常规解剖位置、走行及周围毗邻组织的解剖结构是血管超声检查的基础。对于急诊床旁超声而言,血管超声的目标和传统超声科检查的目标不尽相同。

2. 急诊床旁超声检查的目标多为发现静脉血栓、动脉夹层、动脉瘤,寻找穿刺安全点等。

第二节　下肢深静脉

一、解剖要点

小腿的胫前静脉、胫后静脉、腓静脉与同名动脉伴行并成对出现。胫后静脉与腓静脉均是两条成对静脉在近心端汇合成一条静脉干后于腘窝汇合成腘静脉。成对的胫前静脉一般各自汇入腘静脉,也可汇合成静脉干进入腘静脉。腓肠肌静脉汇入腘静脉或胫后静脉,比目鱼肌静脉汇入胫后静脉或腓静脉,这两条肌间静脉是小腿深静脉血栓最常见的起始部位,见图 13-11A。

腘静脉在收肌管内移行为股浅静脉,然后继续上行在大腿上部与股深静脉汇合成股总静脉。于股总静脉前侧可见大隐静脉近端的汇入点,见图 13-11B。

股总静脉跨过腹股沟韧带后汇入髂外静脉,在骶髂关节附近与髂内静脉汇合成髂总静脉,见图 13-11C。

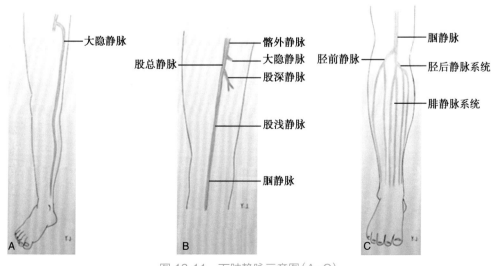

图 13-11　下肢静脉示意图(A~C)

二、扫查条件

1. **探头**　首选线阵探头；肥胖或严重软组织水肿患者可使用频率 3~5MHz 的凸阵探头。

2. **扫查目标**　急诊床旁超声对于下肢深静脉的扫查目的十分明确，即明确有无深静脉血栓、确定深静脉穿刺置管部位。因此一般仅对两个下肢深静脉血栓最常见的部位进行快速扫查：腹股沟附近股静脉及腘窝处腘静脉。

3. **扫查手法**　被检查侧肢体呈屈髋屈膝外展位，将超声探头标识朝向患者右侧，置于腹股沟中点向内约 1cm 处，横向左右移动寻找区分出股动静脉，再上下扫查明确血管走行和属支关系，确定股总动脉、股深动脉、股浅动脉、股总静脉、大隐静脉等位置关系，接着将探头标识朝向患者头侧，对血管进行纵切面扫查，对横切面扫查信息进行补充。

对腘静脉进行扫查时，将探头与血管走行垂直置于腘窝，可识别在超声图像中上下叠置的腘静脉（浅）和腘动脉（深）。

通常先进行 B 型超声扫查，如不能轻易判断动静脉则进行彩色多普勒超声扫查，疑有深静脉血栓时需谨慎选择按压方法进行判断，以防血栓脱落造成栓塞事件。

三、正常超声表现

1. **股总静脉扫查切面**　行股总静脉扫查的部位探头放置方法见图 13-12A、图 13-12B，声像图见图 13-12C、图 13-12D。声像图自左向右分别是股总动脉、股总静脉及大隐静脉近心端。

2. **股浅静脉扫查切面**　将探头沿血管走行逐渐向远端扫查。股总静脉移行为其属支股浅静脉，股总动脉移行为其属支股深动脉及股浅动脉，见图 13-13。

3. **腘静脉扫查切面**　屈膝，超声探头放置于腘窝处，可见相伴行的腘动脉，根据情况选择不同超声探查模式判断有无深静脉血栓，见图 13-14。

四、异常超声表现

深静脉血栓超声表现见本章第一节。

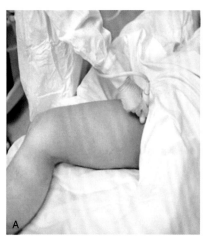

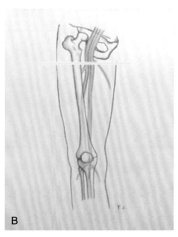

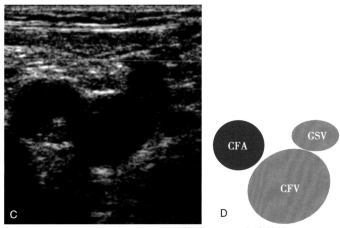

CFA. 股总动脉；CFV. 股总静脉；GSV. 大隐静脉。

图 13-12 股总静脉扫查切面及声像图

A. 超声探头放置部位及手法；B. 超声探头放置部位示意图；C. 声像图；D. 血管位置关系示意图。

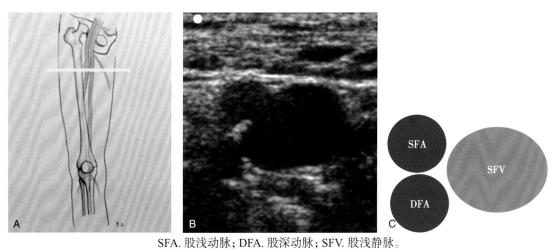

SFA. 股浅动脉；DFA. 股深动脉；SFV. 股浅静脉。

图 13-13 股浅静脉扫查切面及声像图

A. 探头放置部位示意图；B. 声像图；C. 股浅动脉、股浅静脉及股深动脉示意图。

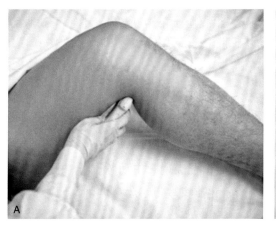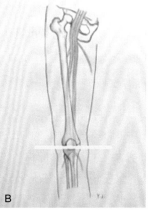

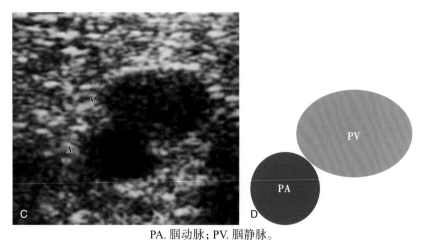

PA. 腘动脉；PV. 腘静脉。

图 13-14　腘静脉扫查切面及声像图

A. 腘动脉、腘静脉扫查点；B. 腘动脉、腘静脉扫查点示意图；C. 腘动脉、腘静脉声像图；
D. 腘动脉、腘静脉毗邻示意图。

第三节　腹 主 动 脉

一、解剖要点

1. **腹主动脉**　腹主动脉是一个腹膜后结构，续胸主动脉向下，始于膈肌的主动脉裂孔，延伸至第 4 腰椎（脐）水平，腹主动脉位于脊柱左前方，与下腔静脉平行。腹主动脉分别依次发出腹腔干、肠系膜上动脉、左肾动脉、右肾动脉、睾丸（卵巢动脉）、肠系膜下动脉、腰动脉等主要分支。至第 4 腰椎下缘分为左、右髂总动脉和骶正中动脉。自肾动脉起始部远端腹主动脉管腔直径逐渐变细，在腹腔的深度逐渐变浅。

2. **腹腔干**　又称腹腔动脉，是腹主动脉最靠近膈肌侧的第一个分支，自腹主动脉前壁发出，其 3 个分支分别为肝总动脉、脾动脉和胃左动脉。

3. **肠系膜上动脉**　起自腹主动脉前壁，距腹腔干下方 1~2cm，走行于胰腺后下方，在胰腺下缘和十二指肠水平部之间进入小肠系膜根部，发出营养小肠、升结肠和横结肠的全部分支。

二、检查条件

1. **探头**　一般选用凸阵探头或相控阵探头，探查深度可根据患者体型而不同。横切面扫查时探头标识朝向患者右侧，纵切面扫查时探头标识朝向患者头侧。

2. **扫描方法**　通常取仰卧位，首先横切面扫查确定腹主动脉位置，根据血管的解剖位置及毗邻组织声像表现，确定其大致走行方向后旋转探头 90°，纵切面扫查腹主动脉，自上（剑突下）而下（脐水平）对腹主动脉全程进行扫查，见图 13-15。

3. **扫描技巧**　当患者胃肠积气明显时，可用以下技巧协助获得更理想的声像图。

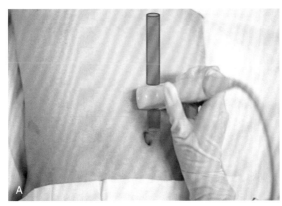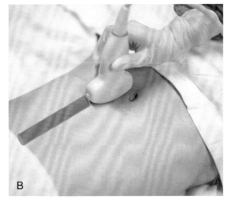

图 13-15 腹主动脉超声扫查手法

A.横切面扫查；B.纵切面扫查。

（1）利用探头间歇/持续在相应检查位置适当加压,促进肠蠕动及气体离开被检查区域；若可疑腹主动脉瘤需谨慎加压。

（2）若右侧视野受肠气干扰明显,可将探头移至左侧,再倾斜探头使声束朝向右侧来观察腹主动脉。

（3）以上两种方法仍无法探及时,可嘱患者取左侧卧位,通过体位改变肠管位置,利用肝脏作为声窗观察腹主动脉。若未探及脊柱回声,则意味着可能深度设置过浅。

三、测量

①腹主动脉内径:肾动脉水平上 2~3cm,肾动脉水平下 <2cm；在判断腹主动脉内径是否正常时,不仅要参考正常值,还要观察其由上至下的内径是否有规律地递减。②腹主动脉收缩期峰值流速:近侧段 70~181cm/s；远侧段 67~149cm/s。

以上测量参数易受肠气及血管深度影响,导致腹主动脉显像不清。

四、正常超声表现

横切面扫查时,椎体在声像图底部正中,腹主动脉呈管状无回声结构,位于脊柱左前上方,其右侧可见下腔静脉相伴行(图 13-16)。实时探查下腹主动脉可见与心跳一致的搏动。

五、异常超声表现

1. 腹主动脉夹层 动脉夹层是指动脉内膜的撕裂,动脉中膜变性或囊状中膜坏死,血液经撕裂处进入腹主动脉中膜,将内膜与其外环绕的中膜和/或外膜分离开,形成一个假腔。夹层于超声影像中可见管腔内撕裂的内膜片。孤立的腹主动脉夹层少见,通常合并腹主动脉瘤,可见腹主动脉管径扩张。

（1）受累段动脉内膜脱离,将管腔分隔为真、假两腔。急性期可见剥脱内膜呈线状强回声,且一端附着于管壁,另一端在管腔内随心动周期摆动(收缩期向假腔摆动,舒张期向真腔摆动)。

（2）病变段管腔扩张。

（3）彩色多普勒可见真腔明亮的高速血流信号,假腔呈暗淡的低速血流信号。

2. 腹主动脉瘤 为腹主动脉扩张且直径至少是在肾动脉水平所测量直径的 1.5 倍,对于大多数患者,最大直径 ≥ 3.0cm 的肾下主动脉即是动脉瘤。

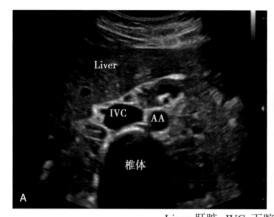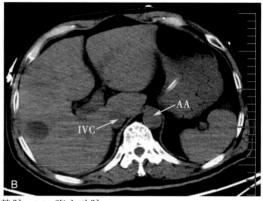

Liver. 肝脏；IVC. 下腔静脉；AA. 腹主动脉。

图 13-16 腹主动脉横切面征象

A. 腹主动脉正常声像图；B. 腹部 CT 对应切面。

（1）超声表现

1）腹主动脉正常形态消失，管腔呈圆柱状、梭形或囊状扩张。管腔内径大小不一，走行迂曲。当腹主动脉某段的一侧管壁受损时，表现为该节段局限性囊状扩张。

2）扩张的无回声区前后壁与两端的腹主动脉前后壁相连续，扩张的无回声区与腹主动脉管腔连通。

3）可见随心脏的收缩搏动。

4）腹主动脉瘤并发血栓时，可见血栓呈偏心性或均匀地分布于病变节段的内壁上，呈低或中等回声，内部回声稍不均匀或可见层状结构。若血栓向动脉腔内突出，可见该处瘤腔较邻近瘤腔狭窄。

5）彩色多普勒超声可见收缩期自腹主动脉向瘤腔的高速血流信号，可用于鉴别有无低回声或无回声附壁血栓，或是否因血栓形成闭塞。

（2）测量方法：纵切面上，垂直于扩张最严重节段管腔，测量外膜至外膜间的距离。

3. 肠系膜上动脉缺血症

（1）肠系膜上动脉栓塞或血栓形成时，可见栓塞段内或血栓形成处低回声、中等回声或内伴强回声斑块的血栓回声（图 13-17），彩色多普勒超声显示栓塞段或血栓形成段及其远端未见明显血流信号。

（2）动脉粥样硬化患者伴发肠系膜上动脉缺血时，二维超声可见肠系膜上动脉内壁不光滑、不规则增厚或可见附壁斑块回声，导致管腔不同程度狭窄或闭塞。彩色多普勒超声可见狭窄位置血流信号变细、变亮。狭窄段后方血流紊乱，呈五彩镶嵌样。

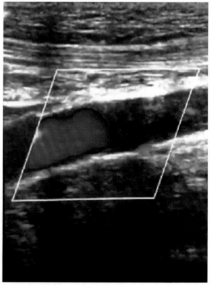

图 13-17 肠系膜上动脉血栓形成声像图

六、病例

病例 1 患者,男,56 岁。胸腹部撕裂样疼痛 1 天,高血压 5 年。腹部超声见图 13-18。

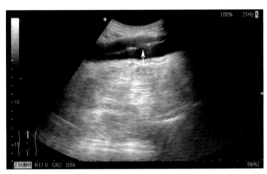

图 13-18 腹主动脉夹层声像图

腹主动脉管腔扩张,内膜与管壁分离,呈线样强回声箭头,将管腔分为真、假两腔,可见随心动周期摆动,彩色多普勒超声显示真腔内可见高速血流信号,假腔内可见低速血流信号。

超声诊断:腹主动脉夹层。

病例 2 患者,男,62 岁。突发剧烈腹痛 1 小时,向背部放射。有高血压病史。腹部超声见图 13-19。

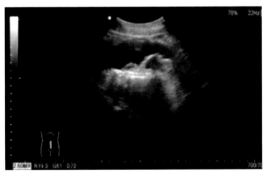

图 13-19 腹主动脉瘤声像图

腹主动脉中段局限性扩张,最大外径 5.8cm,
并可见附壁血栓形成。

超声诊断:腹主动脉瘤伴附壁血栓。

小结

1. 动脉和静脉可通过 B 型超声显示解剖位置、血管壁特点。彩色多普勒超声、频谱多普勒超声及结合按压动作可区分动脉和静脉。

2. 深静脉血栓 B 型超声检查血管腔内可见贴壁低回声结构,彩色多普勒超声信号缺损,按压管腔不能完全压瘪等表现。

3. 腹主动脉夹层、动脉瘤可通过寻找内膜片、局限膨隆,管腔直径(外径)>3cm 的超声证据进行识别。

应用篇

第十四章
超声引导穿刺技术

学习目标

掌握　超声引导穿刺理论基础(平面外穿刺法、平面内穿刺法)。
了解　引导穿刺并发症评估。

一、概述

超声引导穿刺是指在超声引导下对目标腔室(血管、积液、脓腔)进行穿刺的过程。超声引导穿刺包括穿刺前目标筛查、明确穿刺目标周围组织毗邻、穿刺过程及穿刺后并发症评估。超声穿刺方法分为平面内穿刺法、平面外穿刺法。平面内穿刺法(长轴穿刺)为超声穿刺过程中,针尖及针杆始终在超声扫查平面内;平面外穿刺法(短轴穿刺)为超声穿刺过程中,针尖及针杆不同时出现在超声扫查平面内。

二、解剖要点

1. 血管

(1)动脉:动脉管壁较厚,弹力纤维较多,管腔断面呈圆形,具有舒缩性和一定的弹性,随心脏的收缩搏动明显。

(2)静脉:静脉管壁薄而柔弱,弹性小,管壁常瘪陷,管腔变扁或呈不规则形,随心脏的收缩搏动不明显。

2. 体腔　三个浆膜腔,分别为胸膜腔、心包腔和腹膜腔。

(1)胸膜腔:脏胸膜和壁胸膜共同组成胸膜腔(也常简称胸腔)。胸腔积液是以胸膜腔内病理性液体积聚为特征的一种常见临床症状。正常人胸膜腔内有 5~15ml 液体,在呼吸运动时起润滑作用,胸膜腔内每天有 500~1 000ml 的液体形成与吸收,任何原因导致胸膜腔内液体产生增多或吸收减少,均可产生胸腔积液。按其发生机制可分为漏出性胸腔积液和渗出性胸腔积液两类。常规穿刺部位通常选在肩胛下角线或腋后线第 7~9 肋间,亦可选在腋中线第 6~7 肋间;气胸穿刺点一般选择患侧锁骨中线第 2 肋间或略偏外侧,距胸骨外缘 3~4cm 处。因为在胸壁后部的肋间后动静脉和肋间神经走行在上一肋骨的下缘,故穿刺点选在腋后线或肩胛下角线时,穿刺针应沿下一肋骨上缘进针。肋间后动静脉和肋间神经在胸壁侧壁分为肋间后血管上下支和肋间神经的上下支,分别走行在上一肋骨下缘和下一肋骨上缘,所以穿刺点选在腋中线及前胸壁,故穿刺针应在肋间隙中间刺入,以避开肋间血管和神经。

(2)心包腔:由浆膜性心包的脏层与壁层相互移行所形成的密闭裂隙,称为心包腔。心包腔在某些部位扩大,称为心包窦。位于左心房后壁和左肺静脉、右肺静脉、下腔静脉与心包后壁之间的部分,称为心包斜窦。心包腔内有 15~50ml 浆膜液,起润滑作用。心包积液是由于心包本身的疾病或其他疾病累及心包导致心包产生液体过多,积聚在心包腔。而心包积液穿刺部位一般选在左侧第 5 肋间或第 6 肋间心浊音界以内 1.0~2.0cm 处,也可在剑突与左肋缘交界处进针。

(3)腹腔:在骨盆入口和横膈膜之间的空腔,称为腹腔。在腹腔的消化道包括下段食管、胃、十二指肠、空肠、回肠、盲肠、阑尾、升结肠、横结肠、降结肠、乙状结肠和直肠。其他重要的器官有肝、肾、胰和脾。正常状态下,人体腹腔内有少量液体(一般少于 200ml),对肠道蠕动起润滑作用。任何病理状态下会导致腹腔内液体量增加,超过 200ml 时称为腹水。腹腔穿刺常用 3 个穿刺部位:①左下腹脐与髂前上棘连线的中外 1/3 交界处;②脐与耻骨联合上缘连线的中点上方1cm(或连线的中点)偏左或右 1~2cm;③脐平面与腋前线或腋中线交点处。

三、扫查对象及应用

超声引导下穿刺主要用于各种腔室(血管、积液、脓肿)的穿刺。

1. **血管穿刺**　如深静脉穿刺置管、脉搏指示连续心排血量(pulse indicator continuous cardiac output,PiCCO)监测技术、体外膜肺氧合(extra-corporeal membrane oxygenation,ECMO)、Swan-Ganz 导管、经外周静脉中心静脉置管(peripherally inserted central catheter,PICC)、动脉血压监测等。

2. **体腔穿刺**　如胸腔积液、气胸、腹水、心包积液等。

四、扫查条件

1. **探头**　应首先确定穿刺部位深度,如情况允许,尽量选择高频线阵探头。如果使用高频探头不能引导到达穿刺部位,则选择低频探头。通常探头的优先顺序依次为微凸阵探头、凸阵探头、相控阵探头。

2. **检查条件设置**　穿刺时,超声探查应包括周围毗邻组织,超声探查方向应与进针方向一致,对避免穿刺损伤非常重要。

3. **体位**　超声引导下穿刺体位并无固定的要求,充分暴露穿刺部位,并且穿刺部位及体位便于操作即可。例如:在颈内静脉穿刺时,如果患者为容量过负荷状态,则不需要患者仰卧位,仅需要保持目标血管充盈即可;当组织毗邻器官遮挡时,可以适当调整患者体位;进行股静脉穿刺时,如果动脉位于静脉前可使患者下肢外旋外展,以充分暴露静脉;若进行颈内静脉穿刺,动静脉已经分开,则不需要患者颈部旋转至对侧。

五、超声表现

1. **动脉**　管壁厚,形态规则、可见三层结构,不可被压瘪,有搏动,多普勒呈脉冲式信号、有明显峰值,彩色多普勒超声显示血流朝向心脏。

2. **静脉**　管壁薄,形态不规则、可见静脉瓣,可被压瘪,无搏动或搏动不强烈,多普勒呈连续低速信号并随呼吸变化,血流远离心脏。

3. **积液**　均匀一致的无回声,漏出性积液为无回声液性暗区,血性积液可能为无回声内稀少回声点,脓性积液为无回声内漂浮点状或絮状物。

4. **穿刺针**

(1)平面内穿刺法:针杆表现为高回声双轨征。

(2)平面外穿刺法:针尖表现为高回声点状(在进针过程时出现的亮点)。针杆表现为高回声振铃征,但是在实际操作过程中很难区分针尖和针杆,需要高回声点状针尖影像首次出现来判断是否为针尖,图 14-1。

六、穿刺过程

超声引导穿刺包括穿刺前目标筛查、明确穿刺目标周围组织毗邻关系、穿刺过程、穿刺后并发症评估 4 部分内容。

1. **目标筛查** 明确穿刺可行性并制定穿刺路径,预估穿刺深度和进针深度是穿刺准备阶段要获取的信息。对于静脉穿刺,需首先确定目标静脉位置,是否存在血栓,是否存在静脉瓣,目标静脉是否长、直,在穿刺方向上是否存在汇入属支或解剖变异;对于体腔穿刺,需要确定穿刺积液量,并选择积液最多、最深的穿刺点和方向,避开周围的组织器官尤为重要。

2. **明确穿刺目标周围组织毗邻关系** 如穿刺目标周围血管、淋巴结、神经、肌肉组织等;胸腔穿刺前需要明确肋间血管走行(图 14-2),避免穿刺损伤。

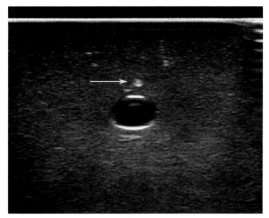

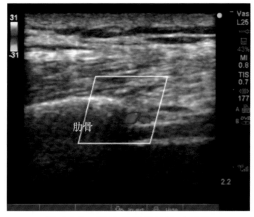

图 14-1　针尖表现为高回声点状(箭头)影像结构　　　图 14-2　紧邻肋骨的肋间动静脉

3. 穿刺过程中的注意事项

(1)体位:包括患者体位和穿刺者体位。患者尽可能取舒适、稳定的体位;必要时操作者可以坐位进行穿刺。超声屏幕正对操作者,见图 14-3A。优势手握穿刺针,劣势手握超声探头。尽量避免反手穿刺。图 14-3B 示操作者反手穿刺,穿刺过程中会感到极为不适,操作难度明显增大。

(2)穿刺方法:以血管穿刺为例。

1)平面内穿刺法(长轴穿刺):为在穿刺过程中,针尖及针杆始终在超声扫查平面内(图 14-4)。先通过超声扫查使穿刺目标血管位于超声平面内,穿刺针贴近超声探头,于超声探头一侧进针,穿刺过程中使目标血管、穿刺针始终位于超声平面内,穿刺针逐渐接近血管并刺入血管。

2)平面外穿刺法(短轴穿刺):为在穿刺过程中,针尖及针杆不同时出现在超声扫查平面内(图 14-5)。先通过超声扫查找到目标血管,确定血管走行,使超声探头垂直于目标血管,并使目标血管居中,确定穿刺针进入血管的位置并测定目标血管深度。沿血管走行进针,在进针的同时使针尖始终保持在超声平面外,每次发现针尖影像时向前移动超声探头并缓慢进针,可于声像图内发现针尖影距离血管越来越近,直至针尖触及血管壁,出现"斗篷征"(图14-6)。

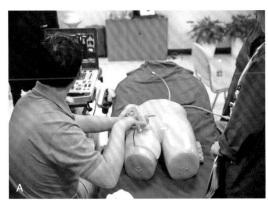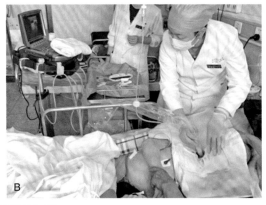

图 14-3　穿刺者位置

A.穿刺方向、操作者朝向、超声屏幕处于顺位,利于操作;B.操作者需扭头回看超声屏幕。

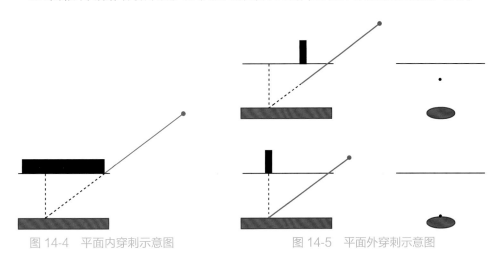

图 14-4　平面内穿刺示意图　　　　　　　图 14-5　平面外穿刺示意图

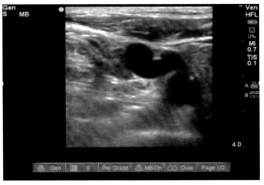

图 14-6　针尖刺穿时"斗篷征"

　　通常情况下穿刺方法凭个人操作熟练度选择。而在穿刺目标长度不足或要求垂直进针穿刺时,选择平面外穿刺法。穿刺目标长度足够且不需要垂直进针穿刺时,可选择平面内穿刺法。

　　4. **穿刺后并发症评估**　需要完善超声筛查,排除并发症,如气胸、血胸、目标周围血肿等。

七、提高阳性率的技巧

1. **总体操作**　操作者尽量舒适,超声屏幕摆放在操作者对面,优势手握穿刺针,劣势手握超声探头。穿刺针与超声探头平面在 45° 内进行穿刺。

2. **血管**　可适当变化体位使目标血管充盈。

3. **积液**　通过体位变化,使超声显示的积液深度尽量深,避免出现穿刺并发症。

八、局限性

如果穿刺目标前方出现高回声(气体、骨)则会导致穿刺困难或不能进行,如锁骨下穿刺,在常规穿刺位置,由于存在肋骨遮挡而不能进行,但可以在锁骨下静脉与腋静脉的移行处进行穿刺。此外,如穿刺目标深度过深则穿刺同样不能进行。超声引导穿刺需要超声及超声探头的无菌准备,故可能会出现操作延时;超声引导操作不当可能会增加穿刺污染风险。此外,在超声引导穿刺中,由于超声的引入,亦增加了操作难度。

小结

1. 超声引导穿刺始终包括穿刺前准备、穿刺过程、穿刺后并发症筛查。
2. 常用超声引导穿刺方法包括平面内穿刺法、平面外穿刺法。
3. 穿刺过程中需要时刻确定针尖位置。

第十五章
创伤超声诊断流程

学习目标

掌握　扩展的创伤超声重点评估流程扫查切面。
掌握　异常切面超声表现。
熟悉　流程使用时注意事项。

一、概述

创伤超声重点评估（focused assessment with sonography for trauma，FAST）是指在创伤患者的初始检查和复苏阶段进行的超声评估。FAST 通过对 4 个部位进行扫查，协助明确腹部创伤患者是否存在心包、腹腔积血，协助明确腹部损伤脏器，并指导进一步检查及治疗。因创伤多合并胸部损伤，故在 FAST 中增加了对双肺的评估，称为扩展的创伤超声重点评估（extended-focused assessment with sonography for trauma，E-FAST）。本节主要阐述 E-FAST 流程。

E-FAST 流程扫查目标为：①明确是否存在病理性心包内积液；②探查胸膜腔和 / 或腹腔内游离液体；③判断是否存在气胸。对急性腹部损伤患者而言，游离积液和 / 或积气意味着胸腔和 / 或腹腔脏器损伤引起心包积血、腹腔及胸腔出血和 / 或气胸。

二、解剖基础

E-FAST 流程涉及非常重要的 3 个浆膜腔：胸膜腔、心包腔和腹膜腔。这三个腔隙正常情况下都含有少量液体，便于脏层结构和壁层结构之间的相互滑动。当浆膜腔邻近脏器损伤出血时，血液会流入这些腔隙，出现病理性浆膜腔积液和 / 或积血。

1. **胸膜腔**　脏胸膜和壁胸膜共同组成胸膜腔，肺部和胸廓损伤均可能导致胸膜腔积血。在一般情况下，胸膜腔内的游离积液会由于重力作用积聚于下垂部位，如先前存在胸膜疾病导致胸膜粘连，积液也可能会因为出血部位固定于相对应的腔隙内。

2. **心包腔**　心包腔是由脏层心包和壁层心包组成的腔隙，当胸部损伤累及心脏时，可能会出现心包积液，甚至可能会由于积液速度太快出现心脏压塞的表现。在仰卧位时，心包积液最先聚集于左心室后方，随积液量逐渐增多，会在右心室前方发现积液。

3. **腹腔**　腹腔以横结肠系膜为界，分为上腹腔和下腹腔。腹水通常由于重力作用常积聚于以下三个区域。

（1）结肠旁沟：右结肠旁沟从肝肾隐窝起始直至盆腔。左结肠旁沟位置较右结肠旁沟表浅，且膈结肠韧带也会阻止液体流向左结肠旁沟。所以液体会首先流向右结肠旁沟。

（2）肝肾隐窝、脾肾隐窝：肝肾隐窝是在腹部右上象限的位于肝格利森被膜和右肾 Gerota 筋膜之间的潜在间隙。脾肾隐窝是在腹部左上象限的位于脾和左肾 Gerota 筋膜之间的潜在间隙。

（3）直肠膀胱陷凹、直肠子宫陷凹：直肠膀胱陷凹是由直肠和男性膀胱之间的腹膜反折而形成的袋状潜在间隙。直肠子宫陷凹是由直肠和女性子宫后壁之间的腹膜反折而形成的潜在间隙。上述两个陷凹均在仰卧位超声最易观察。

在仰卧位患者中，腹部右上象限的液体首先积聚于肝肾隐窝，溢出的液体将沿右结肠旁沟流进盆腔。腹部左上象限的游离液体首先积聚于脾和左半隔膈肌之间，因膈结肠韧带阻挡，液体随后会流向脾肾隐窝，这时如果为少量慢性出血，液体会通过小网膜孔流入上腹位置更低的肝肾隐窝，若为大量快速出血，液体沿左结肠旁沟进入盆腔。卧位时，盆腔内的游离液体会首先积聚于直肠膀胱陷凹或直肠子宫陷凹，再流向结肠旁沟。

三、扫查对象及时机

E-FAST 是急性胸腹部损伤，尤其是钝器伤或撞击跌落伤后病情不稳定患者初步循环评估中的关键部分，主要用于检测心包、胸腔和腹腔内积血或胸腔积气，就检测腹腔内损伤的积血征象而言，超声比任何体格检查都准确，其探查结果通常能够决定患者的进一步治疗计划。高级创伤生命支持（advanced trauma life support，ATLS）指南推荐在第二次评估时进行 E-FAST 检查。然而，有些急诊医生提议在首次评估期间寻找出血部位时进行床旁超声检查，对于血流动力学稳定的患者，E-FAST 可以延迟到第二次评估时进行。对于血流动力学稳定的患者，当在观察期间出现病情变化时，可重复评估 E-FAST。

E-FAST 流程检查无绝对禁忌证，但对于已经明确需要紧急手术的患者不需要额外花费时间进行 E-FAST 检查，以免耽误手术时机，属于检查相对禁忌证。

四、扫查条件

1. **探头**　在成人，腹部超声通常需要穿透 20cm，故常规选择低频凸阵探头。
2. **体位**　常规 E-FAST 为仰卧位扫查，若非仰卧位可能会导致积液聚集于非常规位置，此时需根据临床情况考虑和判断，改变体位。

五、超声表现

E-FAST 流程常用剑突下心脏四腔心、右侧腹、左侧腹、盆腔和前胸壁 5 个声窗进行扫查（图 15-1），在扫查过程中除强调获取标准声窗外，还需强调动态、连续和全面的局部筛查的重要性。

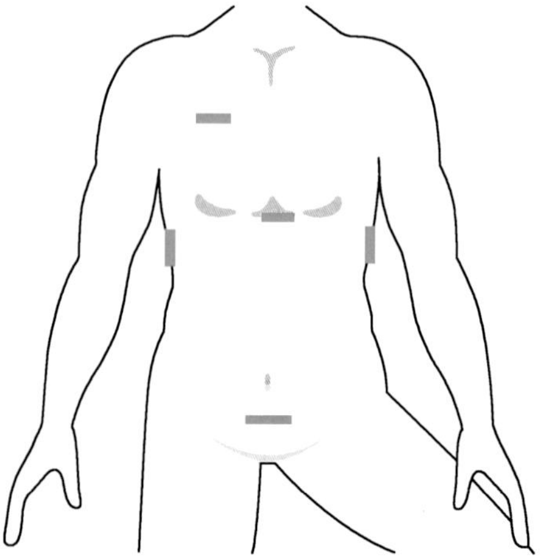

（1）剑突下四腔心：在创伤患者中，E-FAST 流程常规第一步采用剑突下四腔心切面对心脏进行超声评估。通过采用该声窗，可观察到心包和 4 个心腔，见图 15-2。通过将凸阵探头或相控阵探头置于剑突下区域获得。将探头横向放置，标识指向患者左侧，探头与皮肤接触面朝向患者左肩。探头主体几乎平行置于患者的腹部。

图 15-1　E-FAST 流程常规扫描的 5 个声窗

当出现心包积液时，可见心腔周围、心包腔内出现明显的无回声液性暗区，如果心包积液已经引起心脏压塞，则可发现右心腔在舒张期舒张受限的梗阻性休克超声表现。

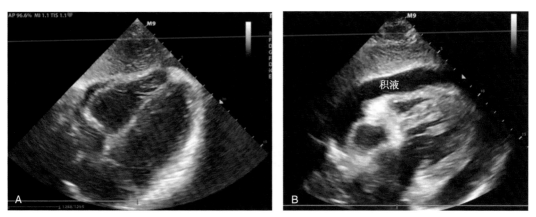

图 15-2　心包声像图
A. 剑突下四腔心切面显示正常心包；B. 心包积液。

（2）右侧腹：右侧腹是 E-FAST 流程中最先检查的腹部区域，也是 E-FAST 流程的第二步。此处探查是对 4 个区域进行评估，包括胸膜腔、膈下、肝肾间隙（Morison 窝）和右肾下极。肝脏是人体中最大的实质器官，可为以上区域的显像提供声窗。将探头置于锁骨中线和腋后线之间的肋间隙（通常为第 10 或 11 肋间隙）；但也可在肋下区域进行。患者在检查前需深吸气使肝脏的边缘下移。探头标识朝向患者头部。在进行检查时，将探头从前腹部向后腹部扇形移动，从而对整个区域系统性扫查，见图 15-3。从下胸部和膈肌至肝脏下部的整个区域扫查时，经常需将探头移动一个或多个肋间隙至更接近头侧或足侧的位置。

当脏器损伤出血引起积血时，可在肝肾隐窝、肝周和肺下界膈角处出现无回声液性暗区，见图 15-4。

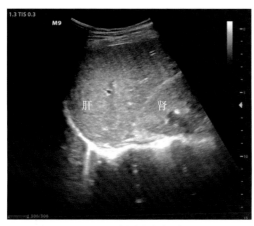

图 15-3　右侧腹部扫查 1

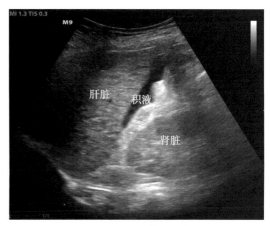

图 15-4　右侧腹部扫查 2

（3）左侧腹：对左侧腹的 4 个腔隙进行评估，包括胸膜腔、膈下、脾周和左肾下极。脾脏是检查左侧腹间隙的声窗。脾脏较肝脏小，因此目标位置更靠头侧和背侧。通常将探头置于腋后线或腋后线之后的肋间隙，通常为第 8 或 9 肋间隙。探头标识指向患者头部。将探头从前腹部向后腹部扇形移动，以显示整个区域，见图 15-5。游离液体最常聚集于左肾上极和膈肌形成的间隙,因此应对脾周区域进行完整扫查。为完整显像,探头可向头侧或足侧移动 1 根肋骨的宽度。采用与右侧腹视图相似的方法可克服肋骨影的干扰,谨记需顺时针稍微旋转探头,使探头与左侧肋骨平行。探头向头侧成角可对胸膜腔和膈下间隙显像;探头向尾侧成角可对脾周间隙和整个肾脏显像。

当脏器损伤出血引起积血时,可在脾肾隐窝、脾周和肺下界膈角处出现无回声液性暗区,见图 15-6。

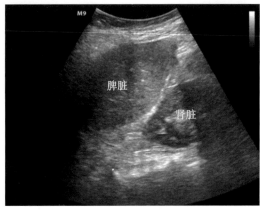

图 15-5 左侧腹部扫查正常

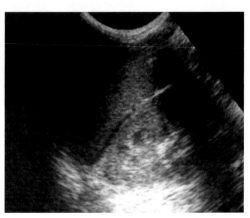

图 15-6 左侧腹部扫查异常

(4)盆腔:当患者处于仰卧位时,骶尾直肠处是重力依赖区的最低处,因此是一个重要的检查游离液体的部位。为获得盆腔视图,可将探头置于紧邻耻骨联合上方的矢状面。探头标识指向患者头部。左右移动探头全面扫查整个膀胱,在男性探查膀胱后方是否存在液体聚集,在女性探查子宫后方是否存在液体聚集,见图 15-7。亦可将探头逆时针旋转 90° 至横位,探头进行扇形和摇摆扫查进一步检查膀胱直肠陷凹 / 子宫直肠陷凹。

当出现盆腔积血时,可在膀胱直肠陷凹 / 直肠子宫陷凹内填充无回声的液性暗区(图 15-8)。

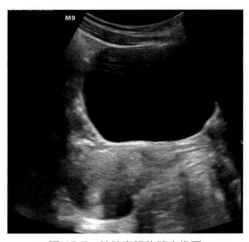

图 15-7 膀胱直肠陷凹声像图

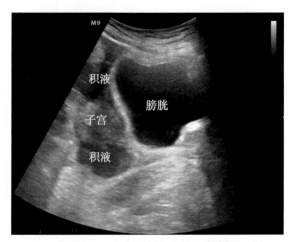

图 15-8 盆腔子宫后方积液声像图

(5)前胸壁:对于仰卧位的患者,当考虑是否存在气胸时,由于气体特点,需对前上胸壁进行胸膜腔超声扫查。将扫查深度调整为 2 倍胸壁厚度,可得到清晰的胸膜影像。

首先快速明确胸膜滑动征消失对诊断气胸非常重要,见图 15-9、图 15-10,在 B 型超声实时观察下,为明确有无胸膜滑动,需要观察至少半个呼吸周期,也可通过 M 型超声寻找"平流层征"。

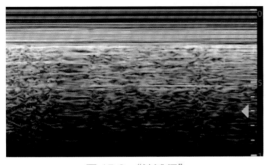

图 15-9　"沙滩征"

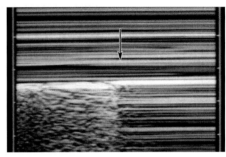
图 15-10　肺点

E-FAST 流程共有 5 个扫查声窗,临床应用过程中,可根据患者的受伤特点推测最可能的受损脏器和积液部位,但由于 E-FAST 流程要求快速扫查,因此除受伤情况已明确外,对内脏损伤可能不清楚的患者推荐快速全面扫查,推荐扫查顺序依次为心包腔、右侧腹、左侧腹、盆腔、前胸壁。扫查时间尽可能控制在 3~5 分钟内。

六、病例

病例 1　患者,男,33 岁。车祸伤,神志清,左侧胸痛,喘憋。
体格检查:血压 80/45mmHg,心率 130 次 /min,血氧饱和度 85%,左肺听诊呼吸音低。
进入 E-FAST 流程,右侧腹扫查可见大量胸腔积液(图 15-11),推测为胸腔脏器损伤引起胸腔内出血。

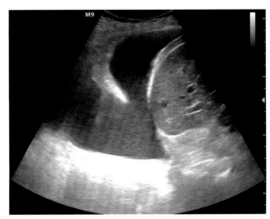
图 15-11　右侧胸腔积液声像图

病例 2　患者,男,46 岁。饮酒后驾车,车祸伤。
体格检查:血压 80/48mmHg,心率 110 次 /min,血氧饱和度 93%,神志不清。
进入 E-FAST 流程,于剑突下心脏切面发现大量心包积液(图 15-12),提示外伤致心脏压塞。超声可见右心舒张受限,提示心脏压塞。

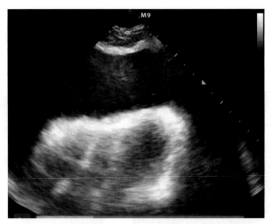

图 15-12 心包积液 2

病例 3 患者,女,35 岁。外伤后 1 小时。

体格检查:血压 80/50mmHg,心率 120 次 / 分,面色苍白。

进入 E-FAST 流程,于左侧腹切面发现脾周回声不连续,考虑脾脏破裂及脾周积液(图 15-13)。

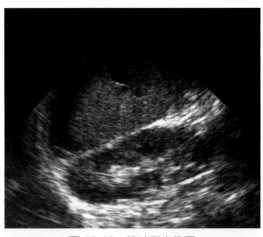

图 15-13 脾破裂声像图

七、提高诊断敏感性的技巧

与其他超声检查一样,理想的扫查图像与患者自身条件及操作者经验相关。肥胖、肋骨遮挡、胆囊和膀胱未充盈均可能导致显像不理想而出现假阴性。在开始检查前做好准备工作是获取理想图像并提高检出率的基础,包括体位、探头放置位置局部皮肤、机器位置、操作者位置等,对于无尿患者可向膀胱内注入生理盐水提供理想声窗。

对于肥胖、胃气多、剑突太突出、剑突下空间狭小、腹部压痛或腹胀的患者,采用剑突下声窗进行成像困难。对于剑突下声窗不完整的患者,可采用其他切面进行扫查,如胸骨旁长轴切面或心尖四腔心切面。

在获取侧腹部声窗时,常见的问题是肋骨影,通过向头侧或足侧移动探头、稍微逆时针 /

顺时针方向旋转探头(右侧腹/左侧腹,使探头更平行于肋骨)或嘱患者吸气或呼气使该区域向下或向上移动,可将肋骨影的影响降至最低。使探头向头侧成角扫查可对胸膜腔和膈下间隙显像。使探头向足侧成角扫查可对肝肾隐窝和肾脏下极显像。

膀胱可为盆腔显像提供声窗。虽然当膀胱部分充盈时通常可较好地显像,但当膀胱空虚时难以发现少量游离液体。如果已插入膀胱导管,可注入200ml生理盐水使膀胱部分充盈,以建立声窗。

八、局限性

当配合体位引流液体,如右侧卧位时可检出至少100ml腹水,联合使用多个视图时,至少可检测出200~250ml腹水。

超声对腹部整体损伤诊断的敏感性较低,尤其是锐器伤和穿透伤,因此不能将超声作为一种排除腹腔内损伤的确定性手段。因此对穿透性损伤患者的E-FAST检查结果须慎重,尤其是阴性结果,亦不能排除腹部脏器损伤的存在。肾脏、腹膜后结构损伤、膈肌撕裂伤、胰腺损伤、肠穿孔、系膜创伤等超声难以检测到,对于不产生可被超声检测到的足够量(通常大于200ml))液体的腹部创伤,E-FAST检查也有很大可能出现假阴性。超声不能区分尿液和血液,导致其诊断严重盆腔创伤的敏感性和特异性较低。研究显示,E-FAST检查诊断腹内出血的敏感性为63%~100%。如果怀疑存在严重损伤,但E-FAST检查的结果为阴性,对于血流动力学稳定的患者,需进一步进行CT等检查,否则可能遗漏需手术治疗的损伤。

小结

1. E-FAST流程有5个扫查部位,目的为发现间隙新增加的积液。

2. 使用E-FAST流程时,快速、连续监测和重复扫查对病情发生变化的患者非常必要。

3. 为发现内出血而出现的E-FAST流程,同样可用于评估存在浆膜腔积液的患者。

第十六章
呼吸困难超声诊断流程

学习目标

熟悉　急诊床旁肺脏超声检查流程的内容。

了解　BLUE流程使用注意事项。

一、概述

急诊床旁肺脏超声检查（bedside lung ultrasonography in emergency，BLUE）是一个简单的超声决策流程，通过肺脏超声特征进行分类，可推断患者是否存在肺水肿、肺炎、肺栓塞、慢性阻塞性肺疾病、哮喘、气胸等常见引起呼吸困难的肺部疾病，可判定约97%因呼吸衰竭进入急诊或重症监护病房（intensive care unit，ICU）的6种最常见疾病（肺水肿、肺炎、肺栓塞、慢性阻塞性肺疾病、哮喘、气胸）。

二、解剖基础

详见第四章。

三、扫查对象和时机

因呼吸困难于急诊就诊的患者，或ICU呼吸衰竭患者。

四、检查条件

1. **探头**　常选用低频凸阵探头。

2. **检查条件设置**　检查胸膜征象时，深度调整为胸壁厚度的2倍，当探查B线和积液时深度调至18cm。

3. **扫查体位和技巧**　通常患者为仰卧位，双上肢上举。

五、流程内容

1. **流程扫查部位**　BLUE流程将胸壁划分成不同区域，并在每个区域内选择一个扫查点，以被检查者手掌为定位标准，每侧定位4个（双侧共8个）扫查点。两手并列放置（拇指叠加）于患者前胸部，左手小指位于锁骨下缘，手指尖达正中线位置，此时右手小指的位置为肺前下界（横膈线），腕关节通常位于腋前线，分隔前、侧壁（图16-1A）。

（1）左手中指与无名指指根连接处所对应的胸壁为上蓝点（upper BLUE point），见图16-1A。

（2）右手掌心所对应的胸壁为下蓝点（lower BLUE point），见图16-1A。

（3）从腋前线至腋后线（下界由横膈线水平界定），腋中线（垂直箭头）与横膈线（水平箭头）

交叉处为膈点,见图 16-1B。

(4)后侧肺泡/胸膜综合征(posterolateral alveolar pleural syndrome,PLAPS)点,即下蓝点横行延长线与腋后线交叉处,或尽量靠后的区域,见图 16-1C。

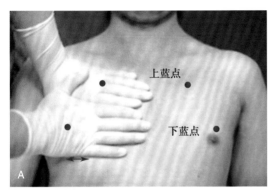
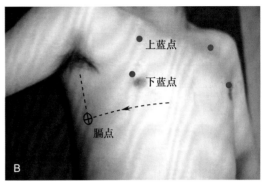
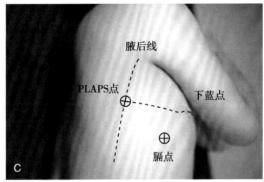

图 16-1　BLUE 流程定位

A.扫查点手定位;B.膈点定位示意;C.PLAPS 点定位示意。

2. 流程涉及的超声征象

(1)A 征象:有胸膜滑动征且看到 A 线。

(2)B 征象:有胸膜滑动征且看到 3 条以上 B 线。

(3)A' 征象:无胸膜滑动征且看到 A 线。

(4)B' 征象:无胸膜滑动征且看到 3 条以上 B 线。

(5)C 征象:前胸壁肺实变。

(6)A/B 征象:一侧肺是 A 征象,另一侧肺是 B 征象。

(7)PLAPS 征象:在 PLAPS 点,常出现肺泡气液比例失调,表现为"碎片征"/组织样征,以及胸腔积液表现,统称为 PLAPS 征象。

(8)A-V-PLAPS:有 A 征象、PLAPS 征象,但没有下肢深静脉血栓。

3. BLUE 流程决策树　见图 16-2。

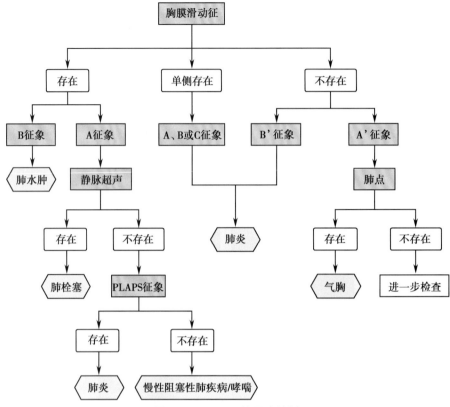

胸膜滑动征
├─ 存在
│   ├─ B征象 → 肺水肿
│   └─ A征象 → 静脉超声
│   ├─ 存在 → 肺栓塞
│   └─ 不存在 → PLAPS征象
│   ├─ 存在 → 肺炎
│   └─ 不存在 → 慢性阻塞性肺疾病/哮喘
├─ 单侧存在
│   ├─ A、B或C征象
│   └─ B'征象 → 肺炎
└─ 不存在
    └─ A'征象 → 肺点
        ├─ 存在 → 气胸
        └─ 不存在 → 进一步检查

图 16-2　BLUE 流程决策树

六、病例

病例 1　患者,男,50 岁。憋气半天。体格检查:体温 37℃,脉搏 101 次/min,呼吸 25 次/min,血压 90/53mmHg,血氧饱和度 83%。双肺听诊呼吸音清,未闻及啰音,心律齐。

患者呼吸衰竭进入 BLUE 流程扫查,具体如下。

(1)双肺扫查均为 A 征象(图 16-3)。

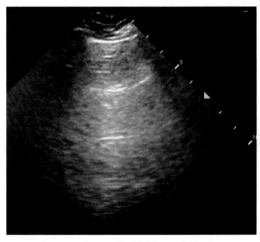

图 16-3　肺脏超声 A 征象

（2）下肢深静脉超声扫查：可见下肢深静脉血栓（图 16-4）。

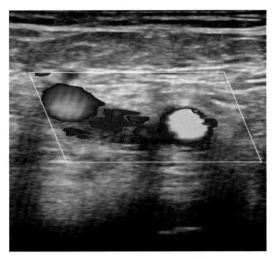

图 16-4　下肢深静脉血栓

（3）患者 BLUE 流程呈现 A-DVT 征象，提示肺动脉栓塞可能。

（4）CT 肺动脉造影证实肺栓塞（图 16-5）。

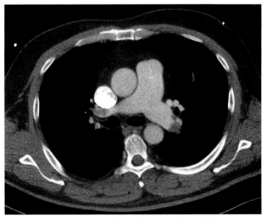

图 16-5　双肺动脉主干充盈缺损

病例 2　患者，女，53 岁。外伤后憋气半天。体格检查：血压 82/57mmHg，脉搏 97 次 /min，血氧饱和度 85%，呼吸急促，听诊双肺呼吸音低，心律齐，未及杂音。

患者呼吸衰竭进入 BLUE 流程扫查，具体如下。

（1）前胸壁扫查：未见胸膜滑动征，A' 征象（图 16-6）。

（2）M 型超声证实肺点存在（图 16-7）。

（3）符合 BLUE 流程，A' 征象，有肺点选项，考虑气胸。

（4）胸部 CT 提示双侧气胸（图 16-8）。

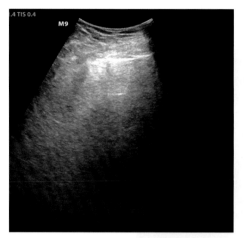
图 16-6 未见胸膜滑动征

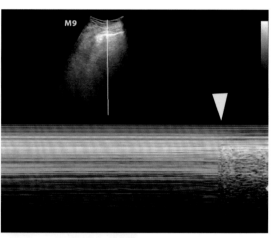
图 16-7 "平流层征"与"沙滩征"交替的肺点（三角）

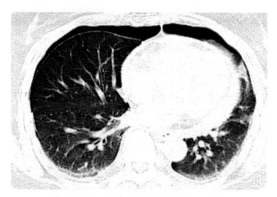
图 16-8 胸部 CT 证实双侧气胸

病例 3 患者,男,36 岁。剑突下及背痛 1 天。听诊左肺呼吸音减低。胸部 X 线检查未见明显异常(图 16-9)。

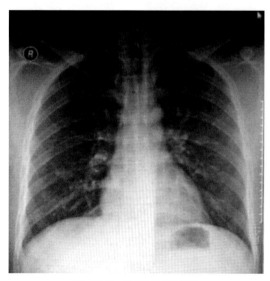
图 16-9 胸部 X 线检查

进入 BLUE 流程（图 16-10~ 图 16-13）。

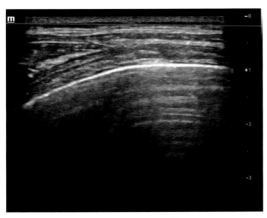

图 16-10　左肺下蓝点

胸膜线光滑,胸膜滑动良好,未见明显 B 线、肺实变及胸腔积液。

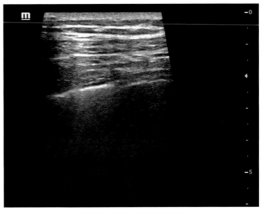

图 16-11　左肺膈点

胸膜线欠光滑,胸膜滑动良好,可见"窗帘征",未见明显 B 线、肺实变及胸腔积液。

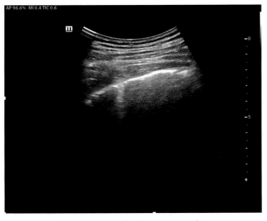

图 16-12　左肺 PLAPS 点

胸膜线不光滑,滑动良好,可见 B 线。

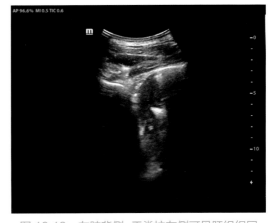

图 16-13　左肺背侧:于脊柱左侧可见肝组织回声,左肺内侧下野大片实变

患者胸部 X 线检查因心影遮挡导致肺实变漏诊,肺脏超声对非常规扫查点扫查可提供病变的补充信息。

七、注意事项

对于呼吸困难患者使用 BLUE 流程进行探查,可从疾病的常见位置、气水比例变化、病灶对称关系进行观察,如气胸,一般位于反重力部位,气水比例增高,累及胸膜;肺水肿,一般位于重力依赖部位,气水比例减低,可不累及胸膜;胸腔积液也见于重力依赖部位,气水比例减低,累及胸膜;肺炎、肺栓塞、肺气肿的发病位置与上述情况相比,与重力关系较小,但是仍然可以对气水比例进行分析。因此,对肺部疾病的深刻认识,是熟练应用肺脏超声征象协助临床诊断的基础,可有助于快速识别呼吸困难病因。

对于肺脏超声征象,不仅异常征象对肺部疾病有确定作用,而且正常征象对排除某些疾病也非常重要。

但是,BLUE 流程的使用仍然是在病史、体格检查和基本辅助检查基础上的检查项目,由于未累及胸膜的疾病在肺脏超声上存在隐匿性,对于肺脏超声阴性的患者不能除外肺部疾病。

小结

1. 对于呼吸困难的超声扫查流程需要结合病史和其他辅助检查共同决策。
2. 调节每个肺脏超声征象最适合的成像条件可协助快速识别有意义的超声征象。

第十七章

休克床旁超声诊治流程

学习目标

掌握　休克的超声诊断思路。

掌握　不同休克类型的超声表现。

熟悉　不明原因休克床旁超声诊治流程（THIRD-smart-3p）的诊断思路。

一、休克流程

1. **流程化方案**　随着床旁超声在急危重症中的广泛应用,逐步形成了一系列流程化的扫查方案,并制定了目标导向性的治疗方案,如休克的快速超声评估(rapid ultrasound in shock,RUSH)流程、心脏超声重点(目标导向的)评估(focused cardiac ultrasound,FoCUS)SIMPLE方法、心肺复苏时目标导向超声生命支持评估(focused echocardiography in emergency life support,FEEL)流程、休克诊治的目标导向超声(GDE)流程、目标导向经胸心脏超声评估(focus assessed transthoracic echo,FATE)流程和扩展的FATE流程、重症患者全身系统性筛查(ICU-SOUND)流程等。目前在休克评估诊断中以RUSH方案应用较为普遍,见表17-1。

表 17-1　RUSH 流程:休克的典型超声改变

RUSH 评估	低血容量休克	心源性休克	梗阻性休克	分布性休克
泵:心功能状态	心脏收缩力增强 心腔变小	心脏收缩力减弱 心脏扩大	心脏收缩力增强 心包积液 心脏压塞 右心室扩张 心脏血栓	心脏收缩力增强(脓毒症早期) 心脏收缩力减弱(脓毒症晚期)
池:有效血容量状态	下腔静脉塌陷 颈静脉塌陷 腹水(液体丢失) 胸腔积液(液体丢失)	下腔静脉扩张 颈静脉扩张 肺"火箭征" (肺水肿) 胸腔积液 腹水	下腔静脉扩张 颈静脉扩张 肺滑行征消失(气胸)	下腔静脉正常或变小(脓毒症早期) 腹水(脓毒症所致) 胸腔积液(脓毒症所致)
管:大动脉和大静脉	腹部动脉瘤 主动脉夹层	正常	深静脉血栓	正常

2. **RUSH 方案**

第一步,评估休克患者的心功能状态,即"泵"的评估。首先评估是否存在引起梗阻性休克的原因,如心脏压塞;其次,需要分析患者左心室、右心室的整体收缩力,以评估患者是否存在心源性休克;最后,评估左心室和右心室的大小、比例。大面积肺栓塞的患者可表现为右心室压力增高及右心室增大。

第二步,评估患者有效血管容量的状态,即"池"的评估。首先测定下腔静脉、颈静脉、肺、胸膜腔和腹膜腔等以评估容量池充盈程度,即有效容量状态;其次进行"池"泄漏的相关评估,即 FAST 检查和胸腔积液的评估;最后评估"池"受压情况,即评估患者是否存在气胸和肺水肿。

第三步,大动脉及静脉的评估,即"管"是否存在破损或梗阻。

二、休克床旁超声诊治流程

基于急诊工作的特色,可通过 THIRD-smart-3p 流程为急诊不明原因休克的快速鉴别诊断提供指导。

(一) THIRD 流程

休克患者超声评估需从以下方面进行,即 THIRD 流程(图 17-1)。

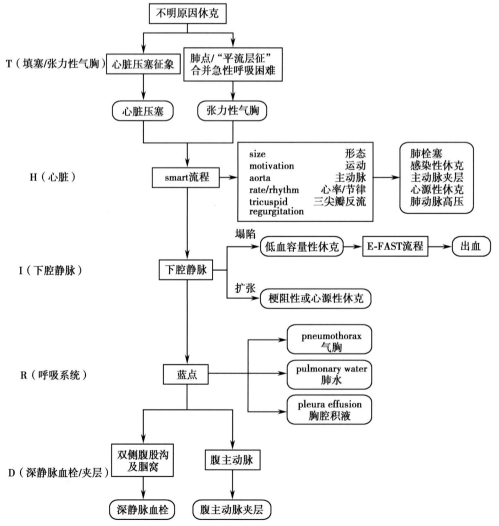

图 17-1 THIRD 流程:急诊不明原因休克超声快速诊断流程

1. **T** 填塞 / 张力性气胸（tamponade/tension pneumothorax），对查找胸膜、心脏特定超声征象查找，确定有无心脏压塞 / 张力性气胸。

2. **H** 心脏（heart），评估心脏结构及功能，详见 smart 原则。

3. **I** 下腔静脉（inferior vena cava），评估下腔静脉内径及变异率，可以协助判断休克类型，在低血容量性休克时下腔塌陷，在梗阻性休克和心源性休克时可能会扩张、固定，但由于下腔静脉受到多种因素的影响，对于其变异率的判断需要综合评估。

4. **R** 呼吸系统（respiratory system），由于肺内病变都可表现为气水比例发生不同程度的变化，因此对于休克与呼吸系统的表现也有规律可循，详见下文 3p 原则。

5. **D** 深静脉血栓 / 夹层（deep venous thrombosis/dissection），表示对血管的探查，检查有无下肢深静脉血栓 / 腹主动脉夹层。

（二）smart 原则

心脏评估方面遵循 smart 原则，具体如下。

1. **s** 形态（size），评估心脏大小，尤其是左心室和右心室的大小及比例，房室比例，测量室壁厚度。

2. **m** 运动（motivation），观察心肌运动，主要是心室运动，明确有无节段性或弥漫性室壁运动异常，评估心脏收缩功能，不仅收缩减弱是心源性休克的提示，心肌运动增强也可见于低血容量休克和分布性休克的心脏代偿，因此对于心脏运动的评估包括运动增强和减弱。

3. **a** 主动脉（aorta），胸骨旁长轴切面观察主动脉根部内径、血管壁，评价有无主动脉根部扩张及内膜剥离以判断有无致命性的主动脉疾病，包括主动脉夹层、主动脉瘤等。

4. **r** 节律（rate/rhythm），观察有无心搏骤停、恶性心律失常及无脉性电活动等节律及频率异常，心率快慢也是循环紊乱患者心脏代偿 / 失代偿表现的一部分，对于心脏节律的判断，可根据心肌收缩和舒张的频率和节律判断，也可根据瓣膜的开合判断。

5. **t** 三尖瓣反流（tricuspid regurgitation），测量三尖瓣反流可以评估右心室压力及负荷，判断有无肺动脉高压，寻找梗阻性休克证据。

（三）3p 原则

呼吸系统评估方面遵循 3p 原则，具体如下。

1. **肺水（pulmonary water）** 判断有无肺水肿，肺水增加超声表现可由 B 线逐渐增多到肺肝组织样变的改变。

2. **胸腔积液（pleura effusion）** 明确有无大量胸腔积液，于重力依赖下垂部位可见无回声液性暗区是积液的典型超声表现。

3. **气胸（pneumothorax）** 判断有无张力性气胸，于反重力依赖部位可见由气体汇聚于胸膜腔导致胸膜滑动消失的肺脏超声表现。

THIRD-smart-3p 流程扫查要点见表 17-2。

表17-2 THIRD-smart-3p 流程扫查要点

字母		扫查部位和切面	观察指标	正常	异常及可能诊断	备注
T	tamponade（填塞）	心脏剑突下四腔心切面	心包腔内环形无回声液性暗区，右心室和右心房舒张期塌陷，摆动的心脏	正常心包腔内含约10ml积液，超声仅能看到包绕心肌的脏层和壁层的邻近心包呈高回声带	心包腔内出现环形液性暗区，舒张期测量最大液体深度进行分级：少量，深度<1cm；中量，深度1~2cm；大量，深度>2cm	心脏压塞是临床诊断，与心包积液量多少相关，也与积液发生速度有关。注意与心外膜脂肪垫及胸腔积液区分
	tension pneumothorax（张力性气胸）	双侧上蓝点	胸膜腔液性暗区，胸膜滑动征，A线，B线，肺点，"沙滩征"	可见"蝙蝠征"，胸膜滑动征，可见A线，正常人B线可出现在最下肋，每个视窗范围内B线不超过3条，M型超声下可见"沙滩征"	胸膜滑动征消失，A线消失，肺点出现，M型超声出现"平流层征"	—
H	size（形态）	心脏胸骨旁长轴、胸骨旁短轴、心尖四腔心切面	左心室和右心室比例，左心室形态、右心室形态、室壁厚度	左心室是最大和肌肉最发达的腔，右心室呈三角形或新月形紧贴左心室，正常约为2/3左心室大小	右心室扩张呈圆形，室间隔被挤压，甚至向左心室突出，左心室呈"D"字形，提示肺栓塞。右心室中度扩张：大小>2/3左心室，重度扩张。左心室在收缩末期平或完全消失	长轴切面注意避免离轴成像，造成判断错误。右心室扩张伴游离壁厚度>1cm提示慢性肺动脉高压
	motivation（运动）		收缩期心室运动情况，室壁增厚程度，心内膜运动，室间隔运动	收缩时左心室心内膜移动，呈一致性的向心性，所有节段心肌增厚约40%，左心室并非完全排空。右心室收缩时呈心尖向心底纵向的垂直收缩。舒张期呈二尖瓣前叶移动至室间隔1cm以内，几乎贴着室间隔	节段性室壁运动异常提示心肌梗死，室间隔反常运动常伴右心室扩张提示肺栓塞。左心室收缩无力，心肌增厚率<40%提示左心室收缩功能下降，舒张期二尖瓣距室间隔>1cm提示射血分数<40%	

续表

字母		扫查部位和切面	观察指标	正常	异常及可能诊断	备注
H	aorta（主动脉）		主动脉	主动脉瓣口水平直径<3.7cm，主动脉弓水平直径<3.8cm，降主动脉水平直径<2.7cm	主动脉内径增宽，撕脱的内膜提示夹层，表现为无回声腔内的高回声结构，撕脱的内膜相对于管腔进行相对运动。在右心室扩张时代替左心室在心尖变成优势腔室	可靠性不高，但可作为不能立即取得其他影像学检查患者的一种床旁诊断代替手段
	rate/rhythm（心率/节律）		心脏收缩及舒张节律和频率	规律，有力	心室收缩呈节律性震颤提示心律失常，结合心电图判断和处理	—
	tricuspid regurgitation（三尖瓣反流）		三尖瓣反流及速度，估算肺动脉压力		三尖瓣反流多为右心室过负荷引起的功能性反流，结合右心室表现可协助诊断肺栓塞	
I	inferior vena cava（下腔静脉）	剑突下下腔静脉长轴切面	下腔静脉塌陷或扩张，下腔静脉呼吸变异率	在距离右心房-下腔静脉交接点约2cm处测量。正常下腔静脉直径<2.1cm，自主呼吸患者随呼吸变异率>50%	扩张且不塌陷的下腔静脉结合心包积液可提高心脏压塞诊断正确率。下腔静脉塌陷提示有效血容量低	
R	pleura effusion（胸腔积液）	双侧膈点	胸膜腔液性暗区，胸膜滑动征，A线，B线，肺点，"平流层征""沙滩征"	可见"蝙蝠征"，可见A线，B线可出现在最下肋，每	胸膜腔液性暗区提示胸腔积液	
	pulmonary water（肺水）	双侧下蓝点	胸膜滑动征，A线，B线，肺点，"平流层征""沙滩征"	个视窗范围内B线不超过3条，M型超声下可见"沙滩征"	B线增多，可呈肺"火箭征"	—
	deep venous thrombosis（深静脉血栓）	腹股沟段股静脉，腘窝段腘静脉	静脉能否被压瘪	正常静脉可被探头完全压瘪	探头压迫不能完全压瘪提示存在血栓	
D	dissection（夹层）	腹腔干，肠系膜上动脉，肾动脉，腘窝段分支段腹主动脉	是否有内膜片和/或瘤样扩张	正常腹主动脉为直径<3cm的无回声管腔	局限性扩张动脉直径>3cm，内膜片表现为无回声管腔内的高回声结构	敏感性受发病部位，图像质量，操作者水平等因素影响

三、病例

病例 1 患者,男,50 岁。反复晕厥 1 小时。既往:高脂血症。

入室体格检查:体温 37℃,脉搏 101 次/min,呼吸 25 次/min,血压 88/53mmHg,血氧饱和度 83%。

心电图:$S_I Q_{III} T_{III}$(I 导联出现 S 波;III 导联出现 Q 波,T 波倒置),见图 17-2。

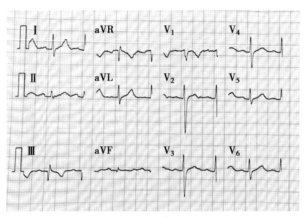

图 17-2　心电图

进入 THIRD 流程扫查(图 17-3),结合患者氧合偏低,血压低,心电图典型改变,需首先考虑是否为肺栓塞。因此首先考虑字母 T,探查有无右心梗阻表现,并寻找深静脉血栓证据。

诊断思路:晕厥患者,休克血压,氧合低,心电图 $S_I Q_{III} T_{III}$,根据病史和心电图考虑肺栓塞可能,于是进入流程扫查,关注肺栓塞可能的超声表现。患者超声提示右心增大,动态观察可见心脏收缩状态可,下腔静脉略固定,股静脉可见血栓影像等均为支持肺栓塞的超声证据。流程结论:肺栓塞。

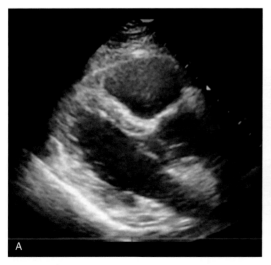
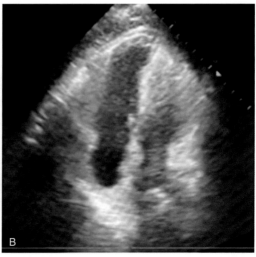

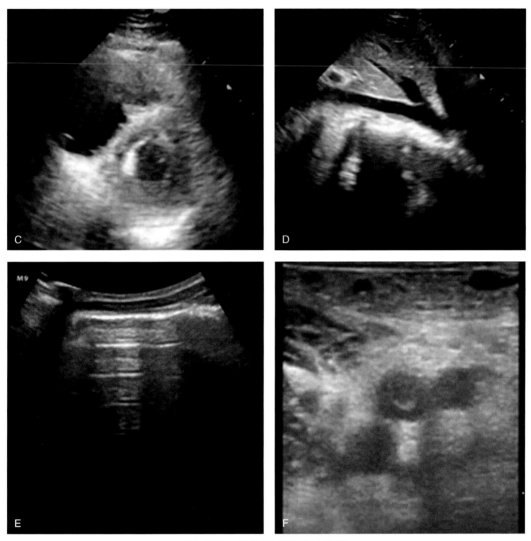

图 17-3 THIRD 流程扫查切面

A. 胸骨旁长轴切面可见右心室直径增大(字母 T); B、C. 右心增大(字母 H); D. 下腔静脉直径扩大,
变异率<50%(字母 I); E. 肺脏超声为可见 A 线征象(字母 R); F. 股静脉内血栓(字母 D)。

完善肺动脉增强 CT 提示双肺动脉主干充盈缺损,见图 17-4。

诊断:肺栓塞。

病例 2 患者,女,48 岁。间断发热、关节痛 29 年。发热、嗜睡、水肿 1 个月,加重 3 天,进食差。

既往:系统性红斑狼疮,神经精神狼疮,长期不规律口服糖皮质激素、环磷酰胺。

入室体格检查:体温 37.8℃,脉搏 137 次 /min,呼吸 25 次 /min,血压 102/79mmHg[去甲肾上腺素 1.4μg/(kg·min)],血氧饱和度 96%,骶尾部可见压疮(图 17-5)。

血气分析:pH 7.4,$PaCO_2$ 25.5mmHg,PaO_2 68.9mmHg,BE −6.7,19.2,Lac 3.8mmol/L。

血常规:WBC 8.92×10^9/L,NEUT% 87.4%,Hb 80g/L,PLT 45×10^9/L。

生化:ALB 16g/L,Cr 34μmol/L,NT-proBNP 20 852pg/ml。

心肌酶:CK 345U/L,CK-MB 19.9U/L,cTnI 4.71ng/ml。

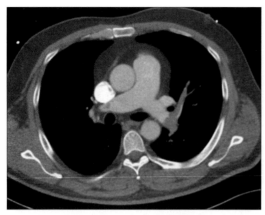

图 17-4　CT 肺动脉造影

提示双肺动脉主干充盈缺损肺栓塞。

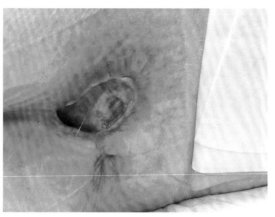

图 17-5　骶尾部压疮

降钙素原:3.92ng/ml。

胸部 CT:可见双肺渗出、实变、胸腔积液,见图 17-6。

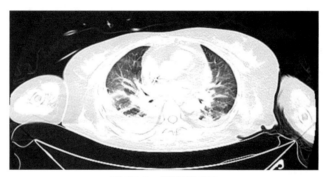

图 17-6　肺胸部 CT

可见双肺渗出、实变、胸腔积液。

进入 THIRD 流程:患者 CT 已除外气胸和心脏压塞,因此可从流程第 2 个字母 H 开始,见图 17-7。

诊断思路:患者休克诊断明确,既往有慢性病病史,免疫功能低。体格检查存在感染灶。辅助检查提示:血两系减低,白蛋白低,心肌酶、脑钠尿肽升高,降钙素原升高。

该患者休克原因不明,因此对有病史和辅助检查的休克患者在应用超声前,应对患者的资料进行总结,并从最大可能的休克类型的超声证据入手。

患者低血容量休克线索:进食差;心源性休克线索:心肌酶升高、脑钠尿肽升高;分布性休克线索:感染灶,降钙素原升高;梗阻性休克线索:低蛋白血症,长期卧床。

分析流程字母:

1. T　张力性气胸可通过肺部 CT 排除,心包积液可通过 CT 排除,并且进行心脏超声时可以探查,因此可以除外字母 T 内的梗阻性休克。

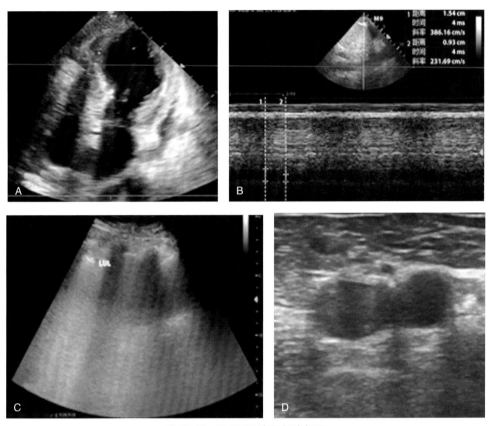

图 17-7　THIRD 流程扫查切面

A. 心脏超声提示：少量心包积液，左心室中部和心尖部运动减弱，似"章鱼壶"（字母 H）；
B. 下腔静脉塌陷，变异率 >18%；C. 肺脏超声可见 B 线（字母 R）；D. 股静脉未见血栓（字母 D）。

2. H　对于心脏的探查，遵循 smart 原则，可见患者右心小，支持低血容量休克，左心室节段性运动异常，收缩异常的节段不符合单一冠状动脉灌注区域，更符合应激性心肌病的"章鱼壶"样改变，支持心源性休克。

3. I　下腔静脉塌陷，由于还有机械通气，支持低血容量休克。

4. R　可见 B 线，支持心源性休克；当然，根据病史和胸部 CT，不能除外 B 线与患者肺感染渗出和间质性改变相关。

5. D　未见深静脉血栓，无梗阻性休克证据。

超声结论：患者具有低血容量休克和心源性休克的超声证据，其中应激性心肌病的诱因可能不除外感染，因此治疗上应在不快速增加心脏负荷的前提下增加有效血容量，支持和增强心脏功能。

四、注意事项

对于 THIRD-smart-3p 流程的使用，有以下几点需要注意。

1. 与他其他流程相似，超声仍然是辅助检查的一种，不能优先于、提前于病史和常规重点体格检查，应基于病史、体格检查和已有辅助检查得出超声扫查的侧重点。

2. 虽然流程有字母的先后顺序，但是在使用中，可在病史、体格检查和其他辅助检查的提示下,对流程切入点进行个性化选择。

3. 流程的项目并不要求逐一进行,可根据休克类型或休克病因可能的倾向进行个性化选择,如疑似急性大面积肺栓塞的患者,字母 T 中的张力性气胸的前胸壁扫查就可以直接略过,字母 R 也可在没有时间限制的复查阶段进行补充。

4. 虽然该流程为休克患者而定,但不除外患者虽然没有达到休克诊断标准,但超声可发现异常,例如:心肌梗死患者,流程中的 H-smart 可进行很好的床旁超声评估,因此,流程的某一项内容都可以根据实际需要加入急危重症患者的病情评估中。

小结

1. 对于休克患者使用 THIRD-smart-3p 流程评估可得出休克病因或休克类型的结论。

2. 对于不同休克类型超声表现的理解是正确运用 THIRD-smart-3p 流程的基础。

第十八章
超声在体外膜肺氧合中的应用

学习目标

掌握 体外膜肺氧合(ECMO)实施前超声扫查的内容。
掌握 ECMO 实施及撤机时机超声扫查的内容。
掌握 ECMO 撤机后超声扫查的内容。

一、概述

ECMO 可通过不同模式为机体提供肺脏和 / 或心脏支持,为重症患者原发病治疗争取时间。但在 ECMO 穿刺和运行过程中,可能会遇到许多问题、出现各种并发症,给治疗带来许多困难。在实施 ECMO 过程中,因转运不便或影响血流动力学等原因,对患者监测手段有限,给临床决策、数据获取带来了一定的干扰。床旁超声在 ECMO 准备、穿刺及运行过程中可以提高操作安全性,帮助实现目标性治疗和管理。

二、解剖基础

急诊和危重症通常经外周血管放置 ECMO,根据模式不同,穿刺血管也略有不同,最常采用的穿刺部位是股动静脉和颈静脉。通常经上腔静脉 / 下腔静脉将引流管(静脉管)置于右心房入口,回流管(动脉管)的置入深度通常不深于 18cm。当静脉 - 动脉(VA)模式需要放置远端灌注管时,选择的穿刺血管为动脉置管同侧的股浅静脉。

三、扫查对象和时机

拟行和 / 或实施 ECMO 治疗的患者;扫查时机见图 18-1。

四、检查条件

1. **探头** 根据扫查部位更换不同探头。
2. **扫查体位和技巧** ECMO 患者通常均是被动体位,可根据扫查点参考相应章节。

五、体外膜肺氧合实施前超声检查

在 ECMO 准备阶段,超声扫查的主要部位为心脏、肺脏和血管。如时间充裕可对患者其他脏器进行基础状态床旁超声评估。目的为在床旁超声帮助下,对明确呼吸和循环衰竭病因、识别有 ECMO 救治意义的患者选择匹配的 ECMO 模式和制定处理策略等临床决策作出更精准的判断和选择。

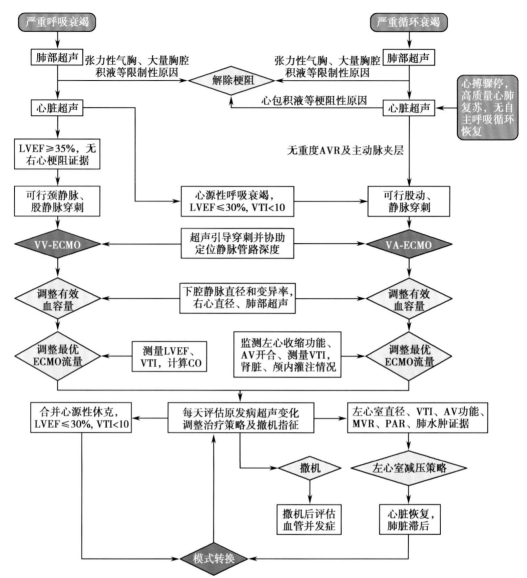

LVEF. 左心室射血分数；IVC. 下腔静脉；AVR. 主动脉瓣反流；VV-ECMO. 静脉 - 静脉体外膜肺氧合；VA-ECMO. 静脉 - 动脉体外膜肺氧合；VTI. 速度时间积分；AV. 主动脉瓣；MVR. 二尖瓣反流；PAR. 肺动脉瓣反流；CO. 心排血量。

图 18-1　超声在体外膜肺氧合（ECMO）中的使用时机及内容

1. 心脏超声

（1）扫查切面：常用的经胸胸骨旁、心尖和剑突下扫查切面都可选用,建议多切面相互补充。但在体外心肺复苏时建议选用不影响按压的剑突下切面。根据临床实际情况,亦可能需要经食管超声心动图检查协助获得更全面的信息。

（2）观察重点

1）心包腔:观察有无心包积液,以及其引起右心舒张受限、心脏压塞导致循环衰竭的超声证据(图 18-2)。此外,对于心包积液患者,需谨慎观察有无主动脉增宽、漂浮的内膜片等夹层证据及心室壁不连续、异常血流通道等心脏破裂的超声证据,区别主动脉夹层破裂、心脏破裂等原因引起的心包积血(图 18-3)。

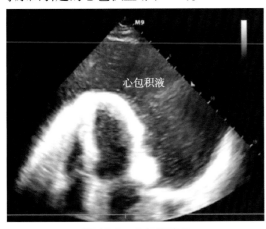
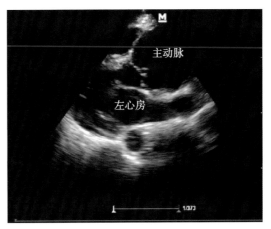

图 18-2　心包积液 3

心包腔内可见无回声液性暗区。

图 18-3　胸骨旁长轴切面 2

可见主动脉增宽,明显大于左心房。

2)心腔大小:主要观察左右心比例,右心室内径与左心室内径比值。心腔均明显变小,甚至出现"kiss sign"等超声表现,需评估患者容量状态,在实施 ECMO 前做好容量准备,以免上机运行后出现干抽、抖管等情况。若右心室舒张末期内径大于左心室舒张末期内径,结合临床并寻找其他直接或间接导致右心压力增加的证据和原因(图 18-4)。当某一腔室异常增大时,需留意此腔室相关瓣膜功能,并对瓣膜功能进行简单的超声评估。

3)心室功能:观察左心室和右心室收缩协调性,其中无节段性室壁运动异常可通过胸骨旁左心室长轴切面测量左心室射血分数(left ventricular ejective fraction,LVEF),存在室壁运动异常者可通过 Simpson 法测量 LVEF,亦可通过左心室流出道(left ventricular outflow tract,LVOT)测量速度时间积分(velocity time integral,VTI)计算每搏量及心排血量,测量 VTI 变异率协助评估患者容量状态;三尖瓣环收缩期位移(tricuspid tricuspid annular plane systolic excusion,TAPSE)、右心室面积法可用于评估右心室收缩功能(图 18-5)。

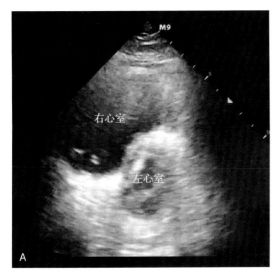
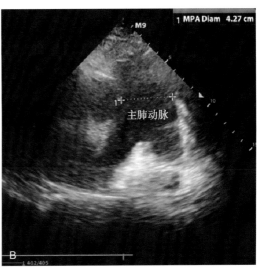

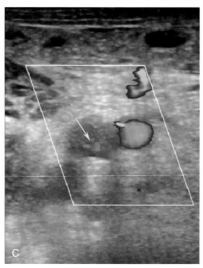

图 18-4　肺栓塞超声表现

A. 右心增大，左心室呈"D"字征；B. 主肺动脉增宽约 4.27cm；C. 股静脉血栓。

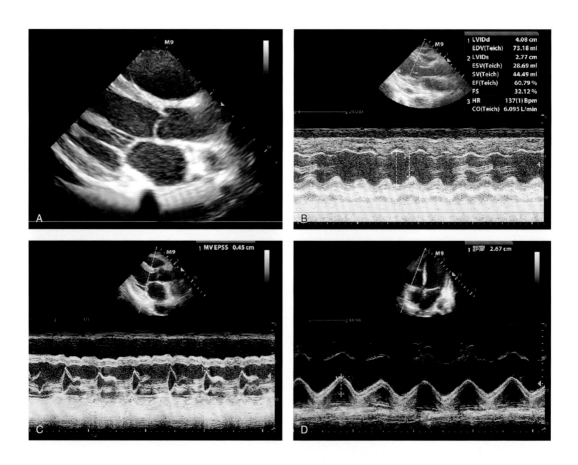

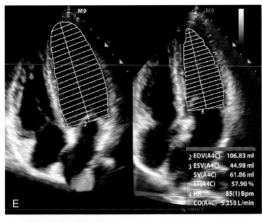
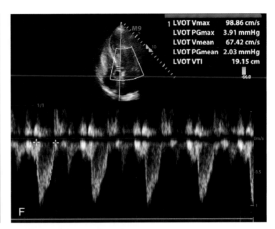
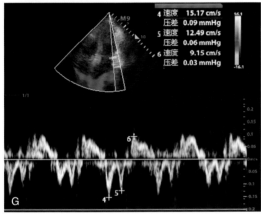
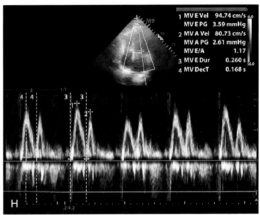

图 18-5　超声评估心脏收缩功能的各类指标

A. 各节段室壁运动；B. M 型超声测量左心室射血分数（LVEF）；C. 舒张期二尖瓣前叶最大开放点（E 点）与室间隔左心室面的最小距离（EPSS）；D. 三尖瓣环收缩期位移（TAPSE）评估；E. Simpson 平面法测量 LVEF；F. 左心室流出道（LVOT）速度时间积分（VTI）；G. 组织多普勒；H. E 峰速度与 A 峰速度比值（E/A）。

当心电图提示心肌缺血时，比对心肌收缩异常的节段是否与心电图对应导联异常表现相一致，由冠状动脉缺血引起者通常收缩异常的节段与犯罪血管支配灌注区域一致，但在心肌炎、应激性心肌病、脓毒症心肌病等心肌病变者的节段性室壁运动异常通常并不局限于某根冠状动脉支配的供血区域。

对心功能评估和心排血量的测定是实施静脉 - 动脉体外膜肺氧合（venoarterial-extracorporeal membrane oxygenation，VA-ECMO）前的评估指标。对呼吸衰竭患者，拟实施 ECMO 前，患者心功能评估是准确选择模式的前提，可避免对心源性呼吸衰竭患者误用静脉 - 静脉体外膜肺氧合（venovenous-extracorporeal membrane oxygenation，VV-ECMO）模式，可对重症肺部感染引起应激性心肌病、心肌顿抑的患者预测 VV-ECMO 支持力度及转成 VA-ECMO 模式的可能性进行预估；实施 ECMO 的准备阶段对心功能及心排血量测定还可协助个性化制定匹配的 ECMO 流量，达到理想的氧合效果。

4）瓣膜：通过观察瓣膜开合节律和频率评估瓣膜功能及心律失常，二尖瓣开放程度（即 EPSS）协助评估左心室收缩功能。瓣膜区彩色多普勒超声可评估瓣膜反流、狭窄情况。室壁无增厚的右心室扩张合并急性三尖瓣、肺动脉瓣反流提示可能存在肺动脉栓塞。呼吸衰竭肺水肿时检查有无二尖瓣脱垂（图 18-6A）、重度二尖瓣反流。重度主动脉瓣反流如不能短期内进行外科干预者影响 VA-ECMO 实施效果（图 18-6B）。不论是原发还是继发严重瓣膜问题，均可能会在 ECMO 实施时影响支持效率，因此，建议在 ECMO 准备阶段筛查瓣膜功能。

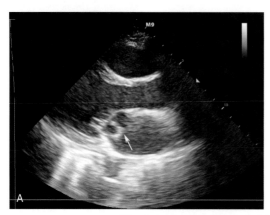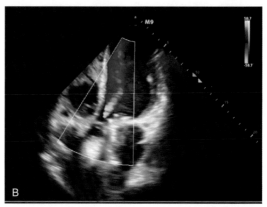

图 18-6　可能影响体外膜肺氧合（ECMO）效果的瓣膜病变

A. 可见二尖瓣（箭头）脱入心房；B. 多普勒超声可见通过主动脉瓣向心尖的反流（朝向探头）血流。

5）肺动脉：发现右心增大、三尖瓣反流等疑似右心室后负荷增加的证据时，需进一步观察肺动脉主干直径、有无血栓，观察肺动脉血流及测量肺动脉瓣反流血流速度等指标，寻找肺栓塞等梗阻性休克证据（图 18-4）。

6）异物：观察心腔内、瓣膜上有无异物（图 18-7），可协助明确病因并指导进一步治疗。

2. 肺脏超声　出现呼吸衰竭的肺部疾病几乎都累及胸膜，严重循环衰竭者的肺部也常出现相应异常超声表现，故对拟实施 ECMO 的患者，应进行肺脏超声扫查与评估。基于肺脏超声对未累及胸膜的肺部疾病诊断的局限性，建议情况允许时再行胸部 CT 或其他检查以获得更完整的肺部病变信息。

（1）扫查部位和切面：结合患者病史、体格检查、病变特点和检查目的，制定个性化扫查点和扫查策略。如怀疑气胸，应对非重力依赖部位进行扫查；当考虑胸腔积液、肺水肿时，应着重对重力依赖部位进行探查；当考虑为局限性肺部疾病时，可根据患者体格检查及其他辅助检查结果进行个性化选择（图 18-8）。

（2）观察重点

1）胸膜腔：对脏胸膜和壁胸膜相对运动和其中异常超声征象进行识别，寻找张力性气胸、大量胸腔积血 / 积液等可能导致呼吸、循环衰竭的疾病的超声证据。

2）肺：对肺部进行全面探查，寻找 B 线、"碎片征"、组织样征、支气管充气征等异常肺脏超声征象出现的位置和范围，协助 ECMO 实施前肺部评估。对呼吸衰竭患者进行动态连续肺脏超声探查有助于判断肺部病变趋势，协助把握 VV-ECMO 实施时机。心功能不全者肺脏超声扫查可了解肺水肿程度和肺部合并症。因肺脏超声表现与肺内气水比例相关，不能直接判定肺内病变性质，需结合病史判断肺脏超声征象的可能原因。

3）膈肌：膈肌活动度和厚度变异率可协助了解患者自主呼吸强度，协助呼吸支持策略的选择。

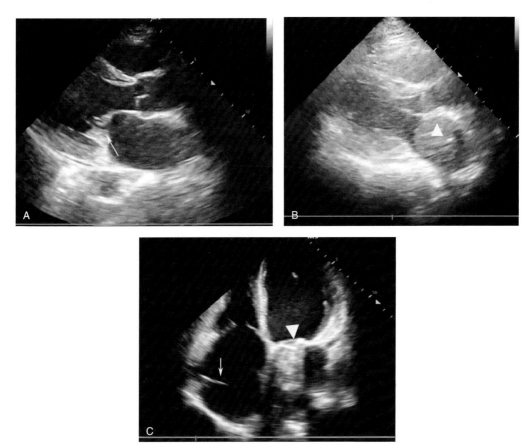

图 18-7　心内异物感染性心内膜炎

A. 二尖瓣后瓣赘生物（箭头）；B. 心房黏液瘤（三角）；C. 起搏器（箭头）和人工瓣膜（三角）。

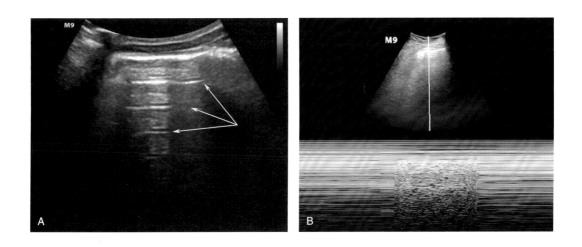

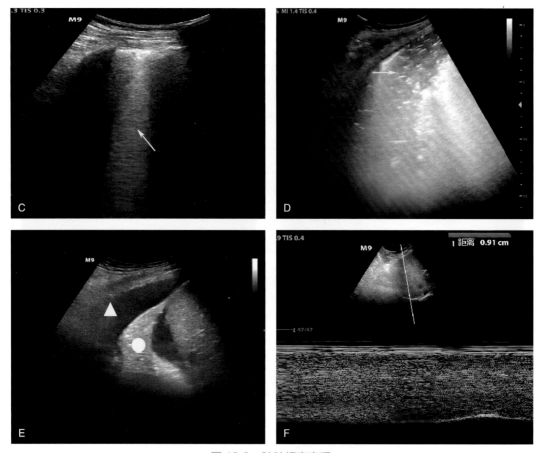

图 18-8　肺脏超声表现

A. A 线；B. 肺点；C. B 线（箭头）；D.“碎片征”（箭头）；E. 实变（圆点）和积液（三角）；F. 膈肌活动度。

3. 置管血管、穿刺路径和穿刺策略选择

（1）VV-ECMO：在行 VV-ECMO 时，通常选择的外周置管通路为股静脉和颈内静脉，超声探查包含以下内容。

1）穿刺可行性评估：超声扫查评估拟穿刺的静脉有无血栓等不宜穿刺的情况。当拟穿刺血管为颈内静脉时，除评估穿刺侧血管外，还建议扫查对侧颈内静脉，避免出现对侧血管血栓而本侧血管穿刺置管后影响颅内回流引起脑水肿等情况。

2）穿刺策略制定：评估拟穿刺静脉和相伴行动脉之间的位置关系、属支汇入情况、目标血管走行方向，寻找最佳穿刺点、制定穿刺方向及放置深度等（图 18-9）。股静脉穿刺点选择建议尽可能避免与腹股沟距离过近，以防穿刺置管时穿透腹膜或损伤腹腔内组织。尽可能避开大隐静脉汇入点，避免损伤静脉瓣和 ECMO 置管对局部血管的损伤，影响患者的长期生活质量。

（2）VA-ECMO：急诊 VA-ECMO 血管通路的选择通常是股静脉 - 股动脉途径，其中静脉超声探查同 VV-ECMO。对股动脉和股浅动脉超声探查包含以下内容。

1）不宜穿刺的情况：包括拟穿刺动脉穿刺部位及血液回流段血管有严重斑块、钙化、夹层、动脉瘤、动静脉瘘，穿刺点近心端管腔狭窄等（图 18-10）。若双侧股动脉穿刺均不可行时，可选择右颈总动脉、锁骨下动脉、腋动脉等其他动脉置管通路或中心动脉置管途径。

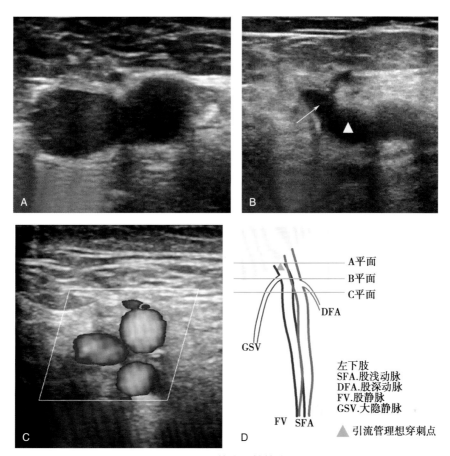

图 18-9　静脉置管策略

A. 左股总静脉多与股总动脉呈左右毗邻关系；B. 大隐静脉（箭头）汇入左股总静脉（三角）；C. 股静脉多夹于股深动脉和股浅动脉之间；D. 最佳股静脉穿刺点在 A 平面，此平面动静脉为左右关系，且可避开大隐静脉汇入处。

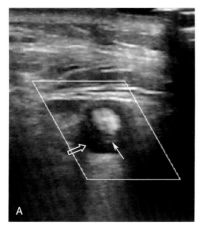

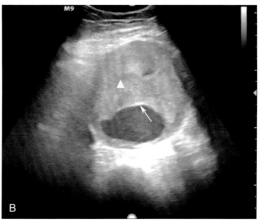

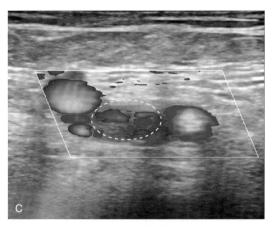

图 18-10　不适宜置管的血管病变

A. 动脉夹层,血管内可见剥脱的内膜(细箭头)及无血流信号的假腔(空心箭头);B. 腹主动脉瘤,血管内可见剥脱的内膜(箭头)和假腔内回声不等的血栓(三角);C. 静脉血栓,血管内血流信号缺失。

2)最佳穿刺点定位:观察拟穿刺动脉与伴行静脉之间的位置关系,寻找最佳穿刺点,若超声发现同侧股动脉和股静脉之间的距离较近或呈上下关系,则需考虑引流管和回流管分别在左、右双腿放置,避免穿刺置管造成局部血管损伤及其他并发症的发生(图 18-11)。

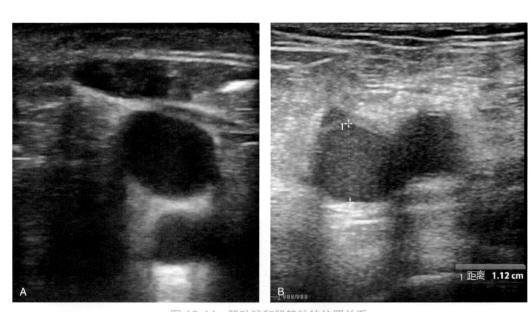

图 18-11　股动脉和股静脉的位置关系

A. 上下关系,超声协助穿刺深度控制;B. 左右关系,超声协助穿刺点和穿刺方向的选择。

3)动脉内径:测量拟置管动脉的内径,选择合适的动脉管路型号,并可根据血管内径与拟置入管路外径之间的大小关系预估肢体远端缺血的可能,评估远端灌注管放置的必要性,并可根据血管具体情况预估置管困难程度制定置管策略,如经皮穿刺、半切开、切开等,做好置管预案(图 18-12)。

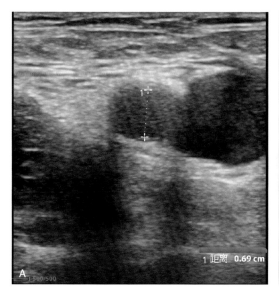
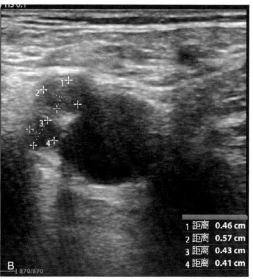

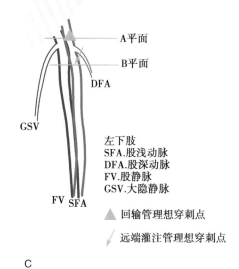

图 18-12　动脉置管策略

A. 股总动静脉平面；B. 股深、浅动脉平面；C. 最佳穿刺点示意图。

　　(3)下腔静脉：虽然不是直接穿刺部位，但仍建议在 ECMO 实施前对下腔静脉进行超声扫查。ECMO 静脉引流管末端通常置于下腔静脉汇入右心房处，穿刺前对下腔静脉直径和变异率进行测算，有助于对患者容量状态进行评估和准备(图 18-13)，此外，下腔静脉直径易受体位(如俯卧位)、腹腔内压、自主呼吸等影响，导致引流不畅，影响 ECMO 实施效果。可测量超声制定的拟穿刺点与右心房入口的距离预估静脉管路置管深度(图 18-14)，避免穿刺时管路置入过深；避免心脏刺激和损伤风险并减少 VV-ECMO 再循环率；也避免置入深度不够，影响引流(图 18-15)。通过超声可实时调整引流管位置(图 18-16)。

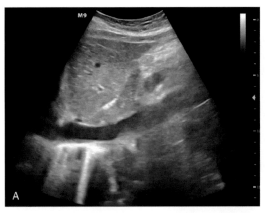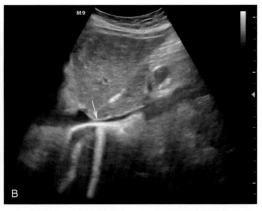

图 18-13　容量状态准备

A. 下腔静脉扩张期；B. 下腔静脉塌陷期（箭头）。

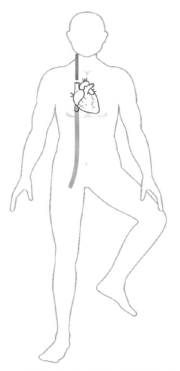

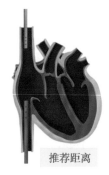引流管：从超声选择穿刺点至下腔静脉心房开口

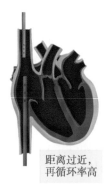回流管：从超声选择穿刺点至上腔静脉内

图 18-14　股静脉 - 颈静脉体外膜肺氧合（VVNN-ECMO 模式）管路置入示意图

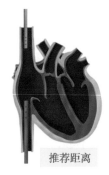 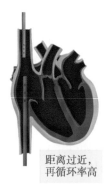 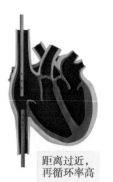 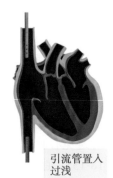

推荐距离　　距离过近，再循环率高　　距离过近，再循环率高　　引流管置入过浅

图 18-15　VV-ECMO 引流管（蓝色）和回流管（红色）的距离

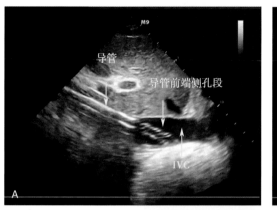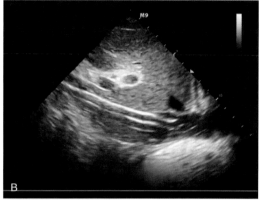

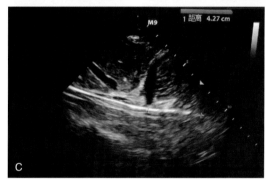

图 18-16 超声引导管路位置调整
A. 导管尖端位于肝静脉；B. 导管尖端位于心房开口；C. 导管尖端进入右心房。

（4）引导穿刺：ECMO 置管应在超声引导下进行，尽最大可能减少试穿刺和穿刺损伤，减少出血风险。常用的引导方法有平面内穿刺法（图 18-17）和平面外穿刺法（图 18-18）。

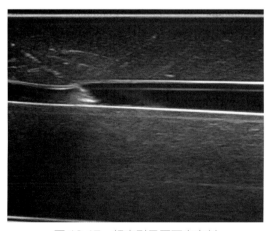

图 18-17 超声引导平面内穿刺
全程显示针尖和针杆进入目标血管管腔。

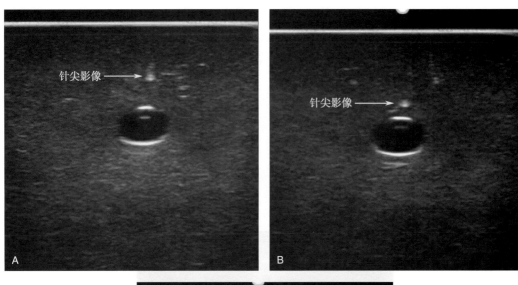

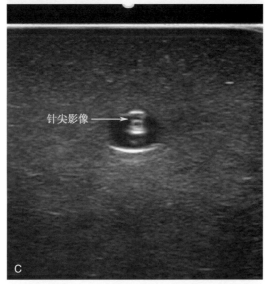

图 18-18　超声引导平面外穿刺
可见随进针点状高回声针尖移动,直至进入血管管腔。

　　ECMO 实施前阶段超声决策:超声并不是 ECMO 实施与否的决定指标,但超声可以为患者选择和 ECMO 实施时机、模式、穿刺策略等提供可靠的证据,规避风险,提高效率。

六、日常监测

　　由于 ECMO 的运行风险和困难程度较高,患者频繁外出检查不便,且患者氧合及血流动力学受 ECMO 血流的影响,如 CVP、$ScvO_2$、PiCCO 等许多监测手段使用受限,在 ECMO 运行期间,床旁超声起着非常重要的作用。此外,在 ECMO 运行过程中,患者病情变化、ECMO 相关及非相关的并发症,基于床旁超声的即时性和可重复性,可在第一时间获取证据,用于快速识别和协助处置。因此,推荐使用床旁超声对 ECMO 患者实施日常监测。

　　1. 管路位置　在 ECMO 实施过程中,推荐每天常规使用床旁超声对管路位置进行监测。若出现病情变化,不能完全确认管路固定良好者,则需对管路引流部位进行再核实。如在上下腔静脉置入 ECMO 管路的 VV-ECMO 患者,氧合效果不理想,不能除外再循环比例增加,需对引流和回流管路末端距离进行确认;如使用双腔管时,引流孔和回流孔的位置至关重要,回流孔建议对准三尖瓣入口,此时可能还需经食管超声来协助确定管路位置。

2. **血管**　对 ECMO 患者置管血管进行每天常规床旁超声扫查,有助于早期发现血肿、血栓等并发症,以便调整抗凝策略。主动脉血流多普勒形态可协助确定心脏和 ECMO 血流对流平面。对置管动脉远端肢体的血流灌注进行超声扫查,可协助明确远端灌注管留置时机和必要性。对已留置侧支灌注管的远端动脉如股浅动脉、腘动脉、足背动脉等进行血流速度连续探测,可协助评估灌注流量大小及变化,及早发现灌注管血栓(图 18-19)。目前尚无 ECMO 动脉置管后远端缺血超声预测指标,但仍推荐超声对血管进行每天监测、前后对比,以便早期发现缺血的证据。

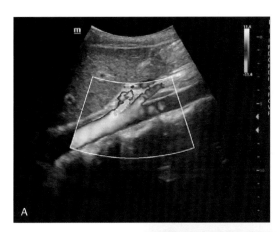
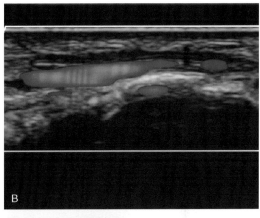
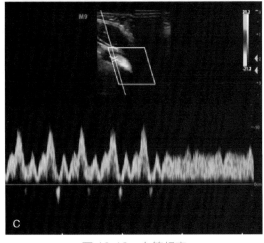

图 18-19　血管超声

A. 主动脉彩色多普勒超声;B. 足背动脉彩色多普勒超声;C. 有搏动和无搏动的动脉频谱。

3. **心脏**　不论是在 VV-ECMO 还是在 VA-ECMO 运行过程中,利用床旁超声对心脏功能评估及每天监测非常重要。

(1)扫查切面:根据患者实际情况选择需要的切面,并通过多切面综合评估。可根据需要选择经食管超声心动图检查。

(2)VV-ECMO:床旁超声通过 LVOT VTI 和 LVOT 直径可快速测算出心排血量,从而制定匹配的 ECMO 流量;结合血管超声和肺脏超声共同对患者有效血容量进行调整评估,可保证氧供;结合机械通气患者右心舒张末期内径、右心收缩功能、三尖瓣反流等肺动脉高压的超声证据,可及时发现继发性肺动脉高压。VV-ECMO 运行过程中,心脏超声扫查发现合并心功能减退时,可更换至 VA/VAV 支持模式。

(3)VA-ECMO:对患者心脏收缩、舒张功能进行评估和监测是确定理想 ECMO 流量和支持力度的前提。根据患者心脏功能协助容量管理和流量调节贯穿于整个治疗过程。

1)左心:观察左心室壁运动情况,测量左心室收缩和舒张功能,评估二尖瓣及主动脉瓣膜功能。对心功能连续、及时评估可协助制定流量支持力度并决定撤机时机。通过连续监测左心室舒张末期内径变化、主动脉瓣开合情况,评估左心室后负荷,制定左心室减压时机与策略(图 18-20)。当患者出现心腔内血流显影时,形成血栓的风险增加,此时应对心腔进行密切监测,调整抗凝治疗策略,预防心室内血栓形成。

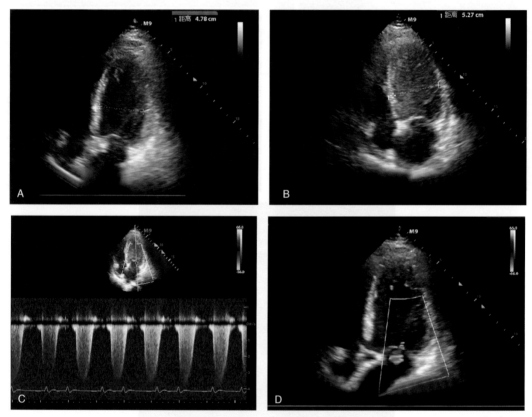

图 18-20　左心后负荷心脏监测项目

A. 评估左心室舒张末期内径(LVEDD); B. 左心室扩张和血流显影;
C. 二尖瓣反流频谱; D. 主动脉瓣无开放。

2)右心:右心室大小、右心与左心比例可用于评估容量状态和右心后负荷即肺动脉压力情况,还可通过测量三尖瓣环收缩期位移(TAPSE)半定量评估右心收缩功能,面积法计算右心室射血分数、三尖瓣环组织多普勒测量三尖瓣运动速度均可对右心收缩功能进行评估。

4. **肺**　在 VV-ECMO 中,每天肺超声扫查有助于观察肺部病变趋势,包括对胸膜腔、胸膜下肺部病变、膈肌活动度的扫查,可协助发现是否出现气胸、胸腔积液、积血等合并症,并协助呼吸机参数、体位和肺复张等治疗策略的调整。在 VA-ECMO 中,肺脏超声扫查可协助呼吸及血流动力学管理,如果 B 线增加,需警惕左心室扩张后肺水肿。

5. **中枢神经系统**　大脑中动脉血流多普勒可协助评估脑血流灌注,协助调整 VA-ECMO 流量。视神经鞘宽度的超声扫查可协助评估和管理患者脑水肿情况(图 18-21)。

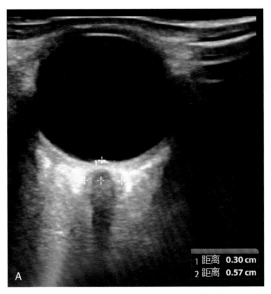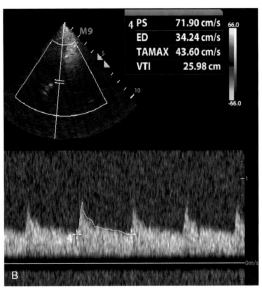

图 18-21　中枢神经系统超声扫查

A. 视神经鞘宽度测量; B. 经颅多普勒测量。

6. **泌尿系统超声**　肾脏血流图可协助评估肾灌注情况,调节 VA-ECMO 流量,并明确发生急性肾损伤的原因。在实施过程中,对输尿管、膀胱的扫查可快速明确少尿/无尿的肾后性梗阻因素(图 18-22)。

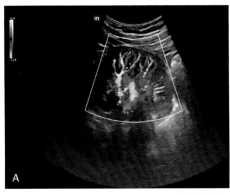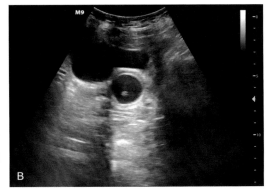

图 18-22　泌尿系统超声扫查

A. 肾血流图; B. 膀胱超声。

7. **胃肠道**　良好的胃肠道功能是保证重症患者治疗顺利的重要前提。床旁超声可以协助留置营养管(鼻胃管/鼻空肠管),判断留置管位置,并对胃肠动力进行评估,协助喂养速度和策略制定(图 18-23)。

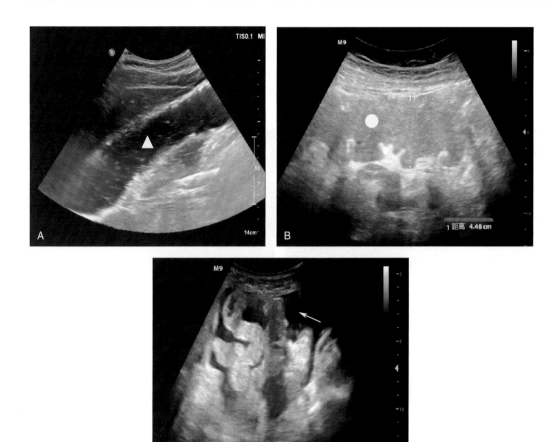

图 18-23　胃肠道和腹腔声像图
A. 胃潴留征象(三角);B. 肠扩张征象(圆点);C. 腹水征象(箭头)。

8. 肌肉　在实施 ECMO 的过程中对包括膈肌和骨骼肌在内的肌肉活动度和肌肉密度、厚度进行超声监测可以协助营养治疗和康复训练等(图 18-24)。

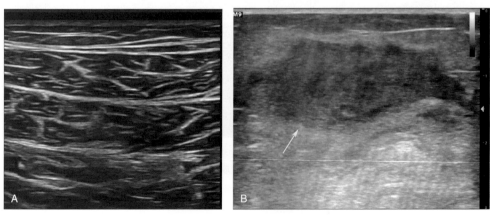

图 18-24　肌肉和软组织声像图
A. 肌肉超声;B. 软组织脓肿(箭头)。

9. **出血**　出血是 ECMO 患者常见的并发症,床旁超声可通过直接或间接超声证据协助判断出血部位、血肿范围、对周围组织器官压迫情况等(图 18-25)。明确出血部位和出血量可为调整抗凝强度提供参考。此外,超声还可以协助积血定位和穿刺引流。

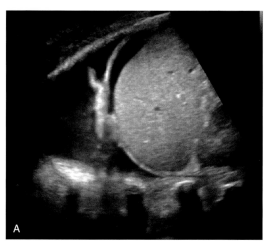 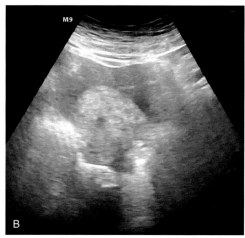

图 18-25　出血

A. 胸腔积液 / 积血 ; B. 膀胱出血。

10. **血栓**　血栓也是 ECMO 常见的并发症之一。由于穿刺时血管内皮损伤、血流受阻、血管内置管等多种因素同时存在,对 ECMO 患者血栓监测不可或缺,超声可对置管血管进行血栓筛查,协助:①制定抗凝策略;②血小板管理策略;③制定拔管计划;④预防血栓脱落,避免造成更严重的栓塞并发症。

ECMO 监测阶段超声决策:ECMO 运行过程中,患者病情可能会出现多种变化,ECMO 模式可能需要因病情变化而调整,其他药物和机械辅助可因此而增减,超声可以在多个角度为治疗决策提供证据并及时发现并发症。日常运行 VV-ECMO 和 VA-ECMO 模式超声监测侧重点总结见图 18-26 和图 18-27。

七、撤机指导

ECMO 患者病情好转时及时撤机可减少并发症,提前撤机则可能导致撤机失败,因此,准确评估撤机时机对 ECMO 患者预后至关重要。在撤机时机把握方面,床旁超声可评估原发病恢复程度,为准确评估撤机时机提供更多证据。

1. **VV-ECMO**　对 VV-ECMO 支持的呼吸衰竭患者,撤机前提为导致呼吸衰竭的原发病好转。床旁超声可协助评估肺部病变变化及恢复情况。对膈肌厚度和活动度进行探查,可了解患者自主呼吸功能恢复情况。对于未累及胸膜的肺部病变及骨骼遮挡肺脏探查受限时,可使用其他影像学进行补充。

2. **VA-ECMO**　VA-ECMO 患者需每天使用床旁超声评估心脏功能,当心脏功能逐渐恢复并且心排血量可以满足机体需求时,可考虑撤机。心脏功能恢复的超声证据包括:无左心室扩张状态、瓣膜反流减少,左心室射血分数、左心室流出道或主动脉速度时间积分、三尖瓣环收缩期位移(TAPSE)、三尖瓣环运动速度等左右心室收缩功能指标好转,但目前仍无上述各项指标

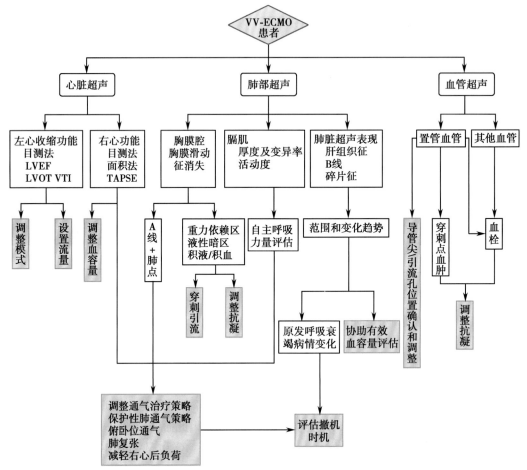

LVEF. 左心室射血分数；LVOT. 左心室流出道；VTI. 速度时间积分；TAPSE. 三尖瓣环收缩期位移。

图 18-26　静脉 - 静脉体外膜肺氧合（VV-ECMO）日常超声监测流程

的统一推荐值，需结合临床进行个性化动态评估，反复权衡 ECMO 获益和风险，才可选取最佳撤机时机。

ECMO 撤机阶段超声决策：ECMO 运行期间应每天行超声探查并评估撤机时机，超声评估重点见表 18-1。

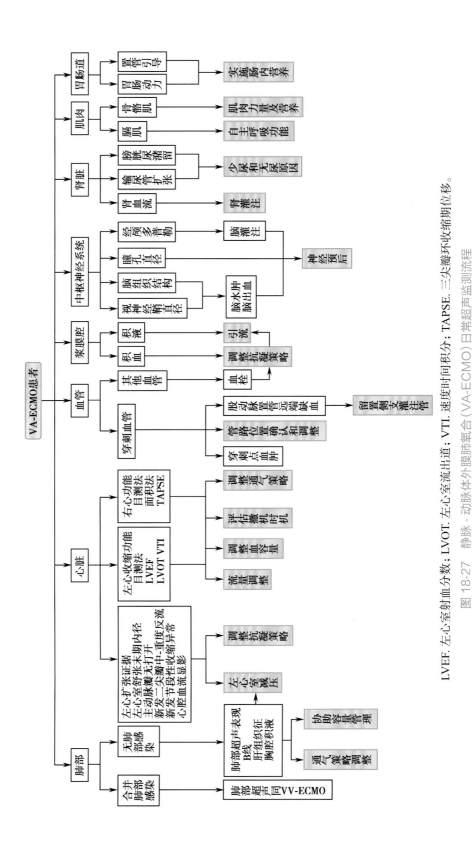

LVEF. 左心室射血分数；LVOT. 左心室流出道；VTI. 速度时间积分；TAPSE. 三尖瓣环收缩期位移。

图 18-27　静脉 - 动脉体外膜肺氧合（VA-ECMO）日常超声监测流程

表18-1 ECMO 每天超声评估重点

管路	置管血管	血管直径	置管型号	预计穿刺困难	穿刺点-心房入口距离/cm	实际置管深度/cm	备注
引流管①				容易/一般/困难			
回流管②				容易/一般/困难			
血管解剖异常	①/② 是/否	血栓	①/② 是/否	夹层	①/② 是/否		
穿刺点血肿	①/② 是/否	血栓	①/② 是/否	管路位置调整	①/②	调整后深度	

容量和心功能	准备阶段	监测阶段	变化倾向	改变支持策略	改变治疗策略	改变后监测	备注
LVEDD/RVEDD/cm	/		/	增加流量 □	增加有效血容量 □	/	
LVEF/%				减压策略 □	利尿/脱水 □		
VTI/cm				流量降低 □	调整呼吸机支持 □		
ΔVTI/%				分流 □	降低支持流量 □		
SV/ml				IABP □	撤机 □		
TAPSE/cm				其他 □			
瓣膜反流	MV/AV/TV/PAV	MV/AV/TV/PAV	MV/AV/TV/PAV	模式更改 □			
反流程度/速度	轻/中/重___m/s	轻/中/重___m/s	轻/中/重	VV-VA □ /VV-VAV □			
IVC/cm			/	VV-VAV □ /VV-VVA □		/	

肺脏超声	上蓝点	下蓝点	PLAPS	膈点	其他部位	改变治疗策略	备注
A征象	左|右	左|右	左|右	左|右	左|右	保护性肺通气	
B征象	左|右	左|右	左|右	左|右	左|右	肺复张	
"碎片征"	左|右	左|右	左|右	左|右	左|右	俯卧位	
肝组织征	左|右	左|右	左|右	左|右	左|右	增加 ECMO 流量	
积液	左|右	左|右	左|右	左|右	左|右	减低 ECMO 流量	
胸膜滑动征	左|右	左|右	左|右	左|右	左|右	撤机	

注：ECMO，体外膜肺氧合；LVEDD，左心室舒张末期内径；RVEDD，右心室舒张末期内径；LVEF，左心室射血分数；VTI，速度时间积分；SV，每搏量；TAPSE，三尖瓣环收缩期位移；MV，二尖瓣；AV，主动脉瓣；TV，三尖瓣；PAV，肺动脉瓣；IVC，下腔静脉；IABP，主动脉内球囊反搏；VV，静脉-静脉；VA，静脉-动脉；VAV，静脉-动脉-静脉；VVA，静脉-静脉-动脉。

八、撤机后监测

ECMO 患者撤机后,仍需利用床旁超声对穿刺血管和穿刺部位进行并发症筛查,包括置管血管的血栓、穿刺部位动脉瘤、动静脉瘘等(图 18-28)。其余包括原发病的脏器功能监测与重症支持相关,床旁超声扫查内容则根据患者进行个体化选择,与其他重症患者无异。

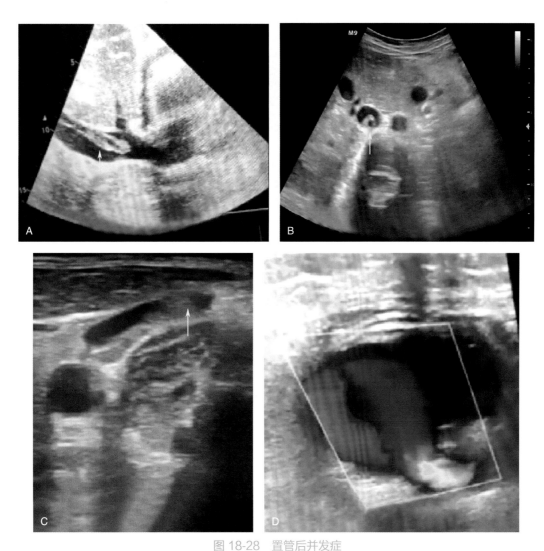

图 18-28 置管后并发症

A. 拔管后下腔静脉内血栓(箭头)纵切面;B. 拔管后下腔静脉内血栓(箭头)横切面;
C. 拔管后颈内静脉血栓(箭头);D. 拔管后动静脉瘘。

ECMO 撤机后超声决策:ECMO 撤机后仍使用床旁超声检查穿刺部位。

九、特殊超声检查和技术

1. **超声造影** 超声造影常用于创伤出血患者的脏器破裂、出血部位查找,也常用于心腔内膜的显示。虽然目前在 ECMO 患者中使用超声造影剂的安全性没有足够证据支持,但已有少量病例报道应用超声造影协助发生南北综合征的 VA-ECMO 患者寻找血流接触平面位置、判断主动脉瓣反流、协助明确左心室血栓形成(图18-29)及评估撤机后穿刺部位血管并发症等。

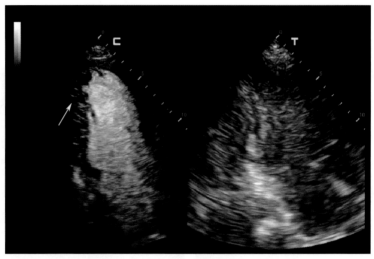

图18-29　超声造影心尖血栓形成(箭头)

2. **经食管超声心动图**　与经体表超声心动图相比,经食管超声心动图实施相对简便,但是经食管超声心动图可在胸腔内血管和心脏的探查中得到更加清晰的影像,是经体表超声的重要补充,也是双腔管留置时协助定位的重要辅助手段(图18-30)。

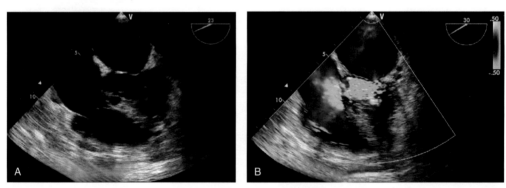

图18-30　经食管超声心动图(A、B)

3. **自动计算**　目前一些床旁超声设备预设了多种自动测量技术和算法,如自动LVOT VTI变异率、自动IVC定量分析等(图18-31),为临床快速获得数据提供了便利,需要强调的是准确的计算结果依赖于清晰的成像、标准的位置及角度设置校正,其适用人群需要个体化判断。

十、注意事项

床旁超声在ECMO准备、实施过程中可对患者多个部位进行即时、连续扫查和监测,快速解答临床问题、协助规避风险、减少并发症,在患者实施ECMO的全程均具有重要的作用。但在使用过程中,应注意以下情况。

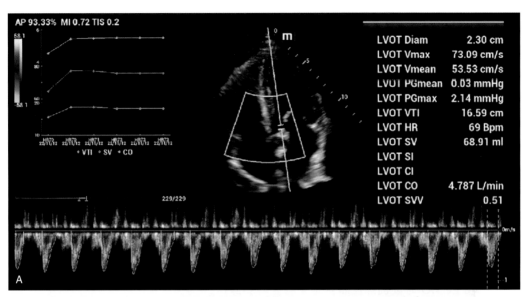

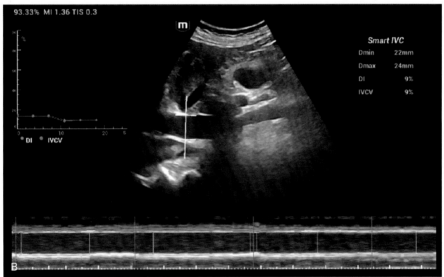

图 18-31　自动计算工具

A. 速度时间积分（VTI）自动测量和计算；B. IVC 自动测量和计算。

（1）超声作为一项辅助检查，其结果需结合其他临床证据共同作出判断和决策。

（2）超声检查不能延缓其他更重要的治疗和检查实施的时间，除非超声结果是决策中不可或缺的依据。

（3）超声检查的准确性依赖检查者的经验和技术、被检查者的条件等，需要根据实际情况综合判读超声检查结果。

（4）在读取超声数据时，需重视数据的变化趋势，结合病情综合判断超声测量结果的临床价值。

推荐意见：

1. 拟行 ECMO 患者，建议超声评估 ECMO 治疗的适应证与禁忌证。

2. 推荐床旁超声评估影响 ECMO 流量状态的因素，协助制定 ECMO 治疗策略。

3. ECMO 实施前推荐采用床旁超声对穿刺血管进行探查,选择最佳置管路径和方式。

4. 经皮穿刺 ECMO 置管时,建议超声引导下进行。

5. 推荐超声确定导管尖端 / 引流孔的位置,以便获得最佳引流 / 回流状态。

6. 建议采用床旁超声对体外心肺复苏患者进行病因探查。

7. ECMO 运行期间,推荐床旁超声作为首选的影像学手段对患者评估。

8. ECMO 运行期间,推荐至少每天进行床旁超声检查对患者评估。

9. 原发病改善后,推荐对患者每天进行床旁超声检查评估撤机指征。

10. 推荐采用床旁超声对 ECMO 并发症进行监测。

小结

1. 在 ECMO 的实施前准备阶段超声扫查的重点是心、肺、血管。

2. 在 ECMO 的运行阶段超声需要多系统、多部位扫查。

3. 在 ECMO 的撤机阶段超声主要扫查心和肺。

4. 在 ECMO 的并发症评估方面超声贯穿于从运行到撤机后的全过程。

第十九章
超声造影

学习目标

了解 床旁超声造影的适用范围。

一、概述

20 世纪 60 年代,心脏病学家 Claude Joyner 发现在进行心脏超声检查时,普通生理盐水中的小气泡可以增强超声信号,随后临床上常使用搅动的气泡盐水来判断有无心房右向左分流。超声造影剂从白蛋白包裹到合成脂膜,现在临床上多使用的是第二代超声造影剂,是稳定的包膜内包裹的惰性气体微球,直径 1~6μm,与红细胞大小相似,可局限在血管内并通过微毛细血管,在肝脏代谢后包膜内气体由肺脏呼出,可在超声下显影长达 5 分钟。但在使用床旁超声对急诊和危重症疾病检查时,会因超声成像效果不佳而限制了对其使用。超声造影时,通过携带造影剂的血流填充和对器官的灌注,增强超声显影,可清晰显示造影剂填充和灌注区域,协助占位性质、器官形态及损伤后内出血的判断,在一定程度上弥补了常规超声、CT、MRI 和等检查的不足。

二、适应证

对于急诊和危重症而言,使用超声造影技术可协助显示创伤内出血和心内膜,明确肺、肝、肾、脾、肌肉和血管等组织及脏器灌注情况,寻找梗死、脓肿早期病灶、血管瘤样扩张等病变,见表 19-1。

表 19-1 超声造影适应证

器官系统	适应证
心脏	协助心内膜清晰显示,协助判断心肌缺血
腹主动脉	夹层、动脉瘤
静脉	清晰显示静脉
肺	肺炎和肺梗死
肾	撕裂伤、脓肿、血肿、梗死
肝胆	撕裂伤、血肿、急性胆囊炎
脾	撕裂伤、血肿、梗死
消化系统	炎症性肠病
阴囊	睾丸扭转和梗死、感染、血肿
骨骼肌	活动性出血的血肿、骨筋膜室综合征时肌肉血流灌注

三、禁忌证

造影剂过敏。

四、病例

病例 1　患者,男,35 岁。暴发性心肌炎,VA-ECMO 运行中,左心室血流缓慢,不能除外血栓形成。心脏超声胸骨旁短轴切面见图 19-1。

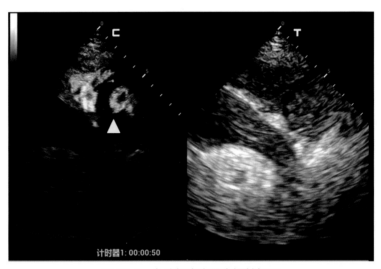

图 19-1　心脏超声胸骨旁短轴切面

B 型超声不能显示(右图),经超声造影发现左心室心尖部充盈缺损,推测血栓形成(左图三角)。

病例 2　患者,男,18 岁。外伤后左腹部疼痛,血红蛋白进行性下降。左腹超声见图 19-2。

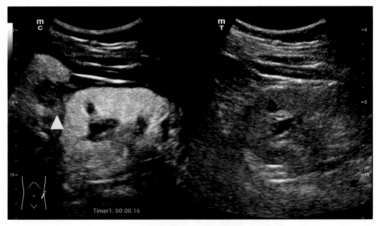

图 19-2　左腹超声

左肾包膜显示不清,上极似回声不均(右图),超声造影清晰显示左肾上极无灌注,
考虑左肾撕裂伤(左图三角)。

病例 3　患者,女,56 岁。因"脓毒症"入院。血压 85/53mmHg。心脏超声见图 19-3。

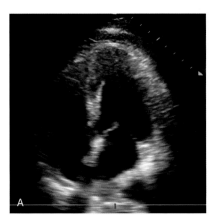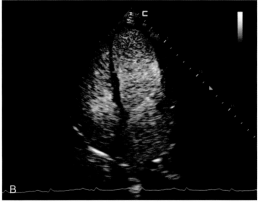

图 19-3　心脏超声

A. B 型超声模式下心内膜显示模糊；B.超声造影后显示清晰的左心室腔。

五、局限性

超声造影可以减少重症患者外出 CT 检查的次数和减少辐射损伤，较普通超声获得更清晰的图像，但作为超声，同样受气体和骨骼的影响。

小结

1. 超声造影可用于对创伤内出血的探查。
2. 超声造影可用于对器官血流灌注的评估。

第二十章
经食管超声心动图在急重症中的应用

学习目标

掌握　经食管超声的操作规范。

掌握　基本扫查切面的获取方法及临床应用。

熟悉　急重症救治中经食管超声心动图应用的适应证及禁忌证。

一、概述

超声心动图是目前临床评估血流动力学的首选方法之一，是急重症患者综合救治中不可缺少的评估手段。多数情况下经胸超声心动图提供的信息可以满足临床需求，但在急重症患者中，经胸超声心动图检查经常会受到众多因素限制，如肥胖、肺气肿、正压通气、胸部创伤或术后创面敷料、引流管等，无法获得满意的图像。经食管超声心动图避开经胸超声心动图检查的限制因素，提供了一个独特的条件来克服胸壁声窗带来的局限性；同时探头频率更高，可产生更清晰的图像，允许以更高的空间分辨率显示心脏结构，提供经胸超声心动图检查无法提供的信息。当经胸超声心动图检查条件不足或无法提供所需的临床数据时，经食管与经胸超声心动图检查互为补充，为急重症患者提供了可视化、安全且精准的综合评估方案。

临床医生实施的经食管超声心动图是重症超声的一个组成部分，以提供影响即时临床决策的信息为目标，重点关注与血流动力学评估有关的标准化切面，针对患者的临床问题，以急重症思维为基础，进行目标导向评估。常见应用包括循环衰竭管理、血流动力学监测、不明原因低氧血症评估、心搏骤停复苏及特殊操作如 ECMO 管理、俯卧位血流动力学管理等。在心搏骤停和围心搏骤停状态患者的复苏过程中，经食管超声心动图可以提供连续、高质量的心脏图像，允许实时反馈胸外按压效果、识别可逆性病理生理状态及指导复苏流程。经食管超声心动图非常适合在复苏期间使用，并可能改善心搏骤停的临床救治结果。

在经食管超声心动图检查过程中，探头在食管中相对容易固定，易于获取标准化切面，且成像质量高，因此相对于经胸检查，经食管检查相对简单易掌握，训练时间短，操作者依赖性低。临床急诊、重症医生在导师指导下经过平均 30 余例临床实践操作后，即可以掌握获取目标切面的技能。与临床其他经由血管通路的有创血流动力学监测方式相比，经食管超声心动图检查的侵入性更小，感染风险更低。急重症患者行经食管超声心动图检查评估时，多数有高级气道控制与保护，操作者只要严格遵守操作规范，把握适应证及禁忌证，可保证患者安全且患者耐受良好。

二、解剖基础

与经胸超声心动图经胸壁、肋间隙或肝脏对心脏成像不同，经食管超声心动图探头经口、咽到达食管和胃底,贴近心脏、大血管后方,因此操作者需熟悉口咽部、胸部纵隔及上消化道解剖结构,以减少操作时的机械损伤并发症。咽后壁是探头置入过程中的转弯点,探头头端送至咽后壁时如遇到阻力,应稍前屈探头,使探头贴咽后壁下滑。食管开口处两侧有梨状窝,前方有杓状软骨突起及气道,急重症患者往往还有经口气管插管,此处是探头置入食管的难点,置入时注意保持探头前端偏左,贴咽后壁轻柔推进,向前抬起下颌可能有助于放置。置入探头困难时,可使用喉镜 / 可视喉镜辅助直视下引导探头通过食管开口,避免盲目暴力插入引起机械损伤。

经食管与经胸超声心动图有共同的心脏解剖基础,同样需要操作者熟悉心脏解剖、各种二维平面及心脏三维空间概念。区别点在于两者从近乎相反的方向获取心脏图像,互为近场和远场,可形成对心脏不同结构成像的相互补充。心底大血管结构在经胸超声心动图检查时位于远场,因成像质量原因,不是检查的重点。而经食管超声心动图检查时探头位于食管内,心房、心耳、瓣膜及主动脉、上腔静脉、肺动脉等大血管结构处在近场,成像清晰。经食管超声心动图是评估心脏深部解剖结构及改变(包括上腔静脉、卵圆孔未闭、瓣膜形态和心内膜炎)的最佳方法,其灵敏度远高于经胸超声心动图检查;在诊断主动脉夹层、局部心包血肿(心脏手术后)、左心房血栓和体外膜肺氧合(ECMO)插管位置方面也优于经胸超声心动图检查。因此经食管超声心动图检查操作者需要加强大血管解剖位置的学习,临床医生可借助 CT 影像等熟悉食管与心脏大血管、气道等纵隔结构之间的关系。

三、扫查对象和时机

在经食管超声心动图检查之前,需要尽可能获取患者详细病史及全面体格检查信息,明确适应证,仔细排除禁忌证,并根据患者情况及临床问题确定重点扫查的结构和部位。多数情况下经食管超声心动图检查应在经胸超声心动图检查之后,当经胸超声心动图可以解决病情诊断和管理问题时,不应常规使用经食管超声心动图检查。

1. 经食管超声心动图检查的适应证

(1)需明确心脏大血管形态和功能但经胸超声心动图检查成像困难的患者,如肥胖、肺气肿、正压通气、胸廓畸形、创伤或胸部手术后、钙化、机械瓣,以及正在使用机械辅助呼吸的情况。

(2)可能导致血流动力学受损但经胸超声心动图检查难以显示的病变,如心内血栓或肿块、瓣膜病变、心内膜炎、房间隔和 / 或室间隔缺损等。

(3)需要对上腔静脉、肺静脉、心耳、胸降主动脉、左右冠状动脉主干等进行成像评估。

(4)难以解释的低血压、难以纠正的休克、急性呼吸窘迫综合征、复杂心脏结构改变(移植、先天性心脏病等)的休克管理。

(5)低脉搏血氧饱和度、低呼气末二氧化碳分压($EtCO_2$)等难以解释或难以纠正。

(6)急诊心肺复苏期间,心搏骤停原因分析,监测复苏效果,以及识别心脏活动、识别心律、评估左右心室功能、发现心包积液 / 心脏压塞、评价胸外按压质量等。

(7)急性胸痛如夹层动脉瘤、肺栓塞、心肌梗死的鉴别。

(8)急诊创伤(开胸术后)需要床旁排除心脏和大血管的并发症,如心脏破裂、心脏压塞、主动脉损伤等。

(9)特殊情况的监测管理,如俯卧位通气时呼吸和循环监测、ECMO 患者全程管理评估。

(10)协助大动脉和大静脉置管定位、漂浮导管尖端定位、主动脉内球囊反搏定位等。

2. 经食管超声心动图检查的禁忌证　呼吸循环障碍缺乏高级气道;口咽部损伤出血或感

染或脓肿；上消化道疾病如活动性上消化道出血、食管静脉曲张、食管梗阻或狭窄、食管占位性病变、食管撕裂和穿孔、食管憩室、食管裂孔疝、先天性食管畸形、近期食管手术史、纵隔放疗史等。

以下情况如持续高热、凝血功能障碍、颈椎疾病、咽部占位性病变、严重心力衰竭、严重心律失常、急性心肌梗死、不稳定性心绞痛、重度高血压、低血压或休克状态等，需要权衡经食管超声心动图检查的获益和风险再做决定。

四、检查条件

1. **经食管超声心动图检查探头**　探头的手柄装有执行成像元件电子转向的按钮，以及探头头端机械转向所需的控件。机械转向控件通常是两个圆形控制轮，较大的控制轮允许探头头端的前屈和后伸运动，较小的控制轮允许探头头端的左右运动。控制轮有锁定开关，探头在食管内移动时，需打开开关让探头头端处于自由旋转状态，避免在头端固定时移动探头造成损伤。操作者一手握手柄，拇指位于电子转向按钮处，通过转动手柄上的控制轮使探头尖端弯曲、伸展、向左或向右弯曲。另一只手握探头靠近嘴唇处，控制探头整体插入、退出，双手同时控制探头整体顺时针转动以使右侧结构成像，或逆时针转动以使左侧结构成像。探头头端工作温度会显示在屏幕上，注意控制检查时长，以维持探头工作温度在合适范围，探头停用间歇及时冻结屏幕。

2. **急重症经食管超声心动图检查步骤**

(1)根据临床情况尽可能获取患者完整的病史，回顾已有的各项相关检查结果，完成包括心功能分级，心、肺专科检查，口咽部在内的全面体格检查。

(2)确认经食管超声心动图检查适应证，排除禁忌证，确认回答临床问题所需要的重点心脏、大血管结构功能及相应扫查切面，获得家属对该项检查的知情同意并签字。

(3)确认患者有充分的禁食、禁水时长，有鼻胃管留置的患者接负压吸引，必要时可超声评价胃潴留量，可根据患者临床情况及成像质量必要时在检查前拔除鼻胃管。

(4)评估是否需要高级气道，急重症患者大部分在镇静插管下完成经食管经食管超声心动图检查，获得家属对镇静插管的知情同意并签字。

(5)确认高级气道固定连接妥当，随时关注通气情况，确认生命体征监护显示良好，全程心电、血压、氧饱和度监测，警惕镇静和操作引起血流动力学不稳定的风险，必要时可床旁备好抢救车、血管活性药物及镇静剂等。

(6)选择与超声机器匹配的经食管超声心动图探头，并检查探头结构及机械转向是否正常，与超声主机是否连接稳妥。

(7)建议在急诊重症监护室环境中，有条件时常规使用透声性能良好的经食管超声心动图检查探头套，并常规使用咬口保护，尽量降低牙外伤和探头损坏的风险。

(8)探头进入食管后，注意保持头端声学透镜面始终朝向患者前方，在插入或退出时尽量保持对心脏、大血管结构的持续成像，避免盲目插入。注意随时调整合适的扫查深度、焦点、增益等以优化图像质量。

(9)探头杆上标有距离刻度，可以直观看到探头从口唇部进入食管的深度。一般 20~30cm 为上段食管，30~40cm 为中段食管，40~45cm 可以获得经胃切面。探头置入食管后，首先获取可回答临床问题所需切面的视图，具备条件的情况下完成全面检查。

(10)检查完成后退出探头，检查探头/保护套表面是否有血性液体，同时检查患者的口咽部,确认气管插管位置和生命体征,保持禁食1小时。

五、超声表现/流程内容

经食管超声心动图检查中,通过超声探头的插入、退出、旋转等运动,以及探头内部电子成像元件旋转,可以产生系列切面。切面标准命名由三部分组成,第一部分是指换能器的位置(食管上段、食管中段、经胃);第二部分是感兴趣的主要解剖结构;第三部分是成像平面(短轴与长轴)。例如:食管中段主动脉瓣短轴切面。

美国超声心动图学会(American Society of Echocardiography,ASE)联合美国心血管麻醉医师协会(Society of Cardiovascular Anesthesiologists,SCA)制定了经食管超声心动图全面检查指南和基本检查指南。全面检查包括28个切面,用于心脏、大血管的全面诊断;基本检查简化为11个基本切面,降低了经食管超声心动图检查切面获取的学习难度,侧重血流动力学监测和回答临床问题。

经食管超声心动图11个基本检查切面的结构显示及临床信息如下。

1. 食管中段四腔心切面

(1)切面获取:探头深度30~35cm,多平面角度0°,左右心房和心室成像后,调整深度及多平面角度完整显示左心尖,主动脉瓣、左心室流出道消失,并使三尖瓣环最大化,可通过后伸探头头端更好地对齐二尖瓣和左心尖。

(2)结构显示:左心房、房间隔、右心房、二尖瓣前叶和后叶、三尖瓣隔叶和后叶、左心室、右心室和室间隔。此切面与经胸超声心动图心尖四腔心切面结构一致,见图20-1。

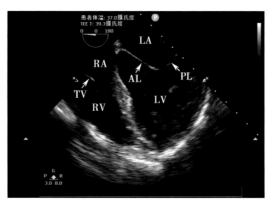

LA. 左心房;LV. 左心室;RA. 右心房;RV. 右心室;

AL. 二尖瓣前叶;PL. 二尖瓣后叶;TV. 三尖瓣。

图20-1　食管中段四腔心切面

(3)临床信息:可提供各心腔容积和容量状态、二尖瓣和三尖瓣形态、瓣膜功能、左右心室整体功能及局部室壁形态、运动等信息。彩色多普勒有助于识别瓣膜病变(反流和/或狭窄)、心内分流等。该切面往往是经食管超声心动图检查的第一个切面,也是评估心脏解剖结构和功能最全面的切面之一,是心肺复苏期间用于判断可视化节律存在与否的首选切面。

2. 食管中段两腔心切面

(1)切面获取:从食管中段四腔心切面旋转多平面角度至右心室消失,即可获得食管中段两腔心切面图像,多平面角度在80°~100°。

(2)结构显示：左心房、左心耳、二尖瓣、左心室、冠状静脉窦短轴，见图20-2。

(3)临床信息：可提供左心室容积和容量状态、左心室整体及局部室壁形态和运动功能、二尖瓣形态和功能、左心耳血栓等信息。彩色多普勒有助于识别二尖瓣瓣膜病变（反流和 / 或狭窄）。

3. 食管中段左心室长轴切面

(1)切面获取：在食管中段两腔心切面，将多平面角度进一步旋转至 120°~ 140°，可以将二尖瓣、主动脉瓣、左心房、左心室和右心室流出道显示在同一平面，即获得该切面，它与经胸超声心动图胸骨旁左心室长轴切面仅成像角度有差别，结构上完全一致。

(2)结构显示：左心房、二尖瓣、左心室、左心室流出道、主动脉瓣、升主动脉起始段、冠状静脉窦及右心室流出道，见图20-3。

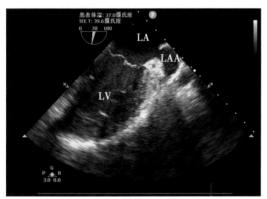

LA. 左心房；LAA. 左心耳；LV. 左心室。

图 20-2　食管中段两腔心切面

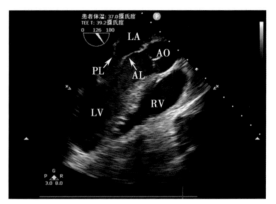

LA. 左心房；LV. 左心室；AL. 二尖瓣前叶；PL. 二尖瓣后叶；AO. 主动脉；RV. 右心室。

图 20-3　食管中段左心室长轴切面

(3)临床信息：可提供左心房大小、左心室容积、左心室整体和局部室壁形态和功能、二尖瓣形态和功能、主动脉瓣形态和功能、左心室流出道病理改变等信息。彩色多普勒可帮助识别瓣膜病变（反流和 / 或狭窄）及左心室流出道梗阻等。该视图可用于评估左心室整体收缩功能，在心肺复苏胸外按压期间可根据左心室最大收缩情况及主动脉瓣开放情况持续评估按压质量。

4. 食管中段升主动脉长轴切面

(1)切面获取：在食管中段长轴或四腔心切面缓慢退出探头，注意升主动脉结构的连续变化，调整多平面角度即可获得食管中段升主动脉长轴切面。

(2)结构显示：右肺动脉位于升主动脉后方，食管前方，切面中可见右肺动脉短轴及升主动脉长轴图像。向左转动探头可见主肺动脉长轴及肺动脉瓣，超声束与主肺动脉长轴对齐，适合彩色多普勒成像及血流频谱分析，可以用脉冲或连续多普勒评估右心室流出道或肺动脉瓣，见图20-4。

(3)临床信息：可提供升主动脉病变（管腔大小和形态、管壁粥样硬化、斑块、血栓、夹层或假性动脉瘤等）、主肺动脉血栓、肺动脉瓣形态和功能及血流信息等。

5. 食管中段升主动脉短轴切面

(1)切面获取：在升主动脉长轴切面，将多平面角度旋转回 20°~40°，或从食管中段四腔心切面缓慢退出探头，退出过程中注意左心室流出道、主动脉瓣到升主动脉的延续变化，调整多平面角度即可获得食管中段升主动脉短轴切面。

（2）结构显示：近端升主动脉、上腔静脉、右肺动脉、近端主肺动脉及肺动脉瓣。向左转动探头可以探及肺动脉和肺动脉瓣长轴，超声声束与主肺动脉长轴平行，适合彩色多普勒及频谱多普勒分析，可以用脉冲多普勒或连续多普勒观察右心室流出道或肺动脉瓣，见图20-5。

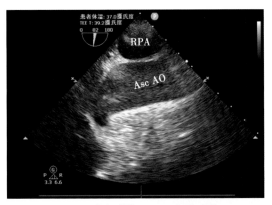

Asc AO. 升主动脉；RPA. 右肺动脉。

图 20-4　食管中段升主动脉长轴切面

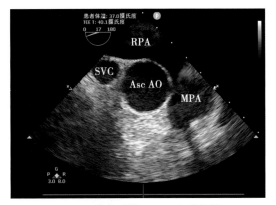

Asc AO. 升主动脉；SVC. 上腔静脉；
RPA. 右肺动脉；MPA. 主肺动脉。

图 20-5　食管中段升主动脉短轴切面

（3）临床信息：可提供升主动脉病变（管腔大小和形态、管壁粥样硬化、斑块、血栓、夹层或假性动脉瘤等）、主肺动脉血栓、肺动脉瓣形态和功能及血流信息等。

6. 食管中段主动脉瓣短轴切面

（1）切面获取：在食管中段升主动脉短轴切面，缓慢插入探头，注意主动脉结构的延续变化，直至主动脉瓣短轴成像。在该切面下稍退出探头可在切面内观察到左右冠状动脉。

（2）结构显示：主动脉瓣包括左冠瓣、右冠瓣、无冠瓣及左右冠状动脉、左心房、房间隔（上部）、右心房、右心室流出道、肺动脉瓣，见图20-6。

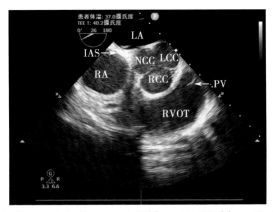

LA. 左心房；RA. 右心房；LCC. 左冠瓣；NCC. 无冠瓣；RCC. 右冠瓣；
RVOT. 右心室流出道；PV. 肺动脉瓣；IAS. 房间隔。

图 20-6　食管中段主动脉瓣短轴切面

（3）临床信息：可提供主动脉瓣形态、功能等信息，彩色多普勒或频谱多普勒可用于评估所有成像结构，如主动脉瓣关闭不全、卵圆孔未闭分流等。

7. 食管中段右心室流入 - 流出道切面

（1）切面获取：在食管中段升主动脉短轴或主动脉瓣短轴切面上，插入并向右（顺时针）转动探头，三尖瓣位于视野中部，多平面角度向前旋转，为 60°~90°，直到右心室流出道和肺动脉瓣出现，即获得食管中段右心室流入 - 流出道切面。

（2）结构显示：左心房、房间隔、右心房、三尖瓣、右心室、肺动脉瓣、近端肺动脉和主动脉瓣，见图 20-7。

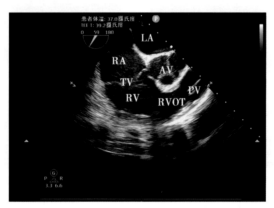

LA. 左心房；RA. 右心房；RV. 右心室；RVOT. 右心室流出道；
TV. 三尖瓣；AV. 主动脉瓣；PV. 肺动脉瓣。

图 20-7　食管中段右心室流入 - 流出道切面

（3）临床信息：可提供右心室大小和功能、右心室流出道直径、三尖瓣和肺动脉瓣形态、瓣膜功能信息；彩色多普勒和频谱多普勒可帮助识别瓣膜病变如关闭不全、狭窄等；若三尖瓣反流彩色射流与超声声束方向接近，则可以使用改良伯努利方程估算右心室收缩压。该切面也常用于急重症患者右心导管留置时导管尖端实时定位和位置确认。

8. 食管中段双心房腔静脉切面

（1）切面获取：在食管中段右心室流入 - 流出道切面的基础上，多平面角度向前旋转至 90°~110°，探头向右（顺时针）旋转，即可获得食管中段双心房腔静脉切面。

（2）结构显示：左心房、房间隔、右心房、右心耳、上腔静脉入口和下腔静脉入口，见图 20-8。

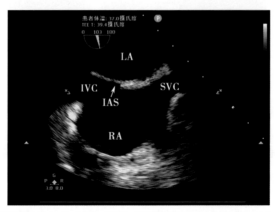

IVC. 下腔静脉；LA. 左心房；SVC. 上腔静脉；RA. 右心房；IAS. 房间隔。

图 20-8　食管中段双心房腔静脉切面

（3）临床信息：可提供房间隔形态及运动信息，彩色多普勒可用于评估心房分流，结合心腔造影可进一步判断房间隔右向左分流。该切面是临床有创导管常用的实时定位或位置确认的切面，包括从上腔静脉进入右心房的中心静脉导管、起搏线或漂浮导管，以及从下腔静脉进入右心房的导管如 ECMO 引流管的实时定位和位置确认。

9. 经胃乳头肌中段左心室短轴切面

（1）切面获取：从食管中段四腔心切面推进探头，多平面角度保持在 0°，进入胃后前屈探头以贴近胃壁，推进过程中维持对心脏结构的持续成像，直到后内侧乳头肌进入视野，改变探头前屈程度，优化前外侧乳头肌成像，即可获得经胃乳头肌中段左心室短轴切面。

（2）结构显示：除成像方向不同外，该切面与经胸胸骨旁乳头肌短轴切面所显示的结构相同，可显示心脏经左心室乳头肌中段完整的横截面结构，见图 20-9。

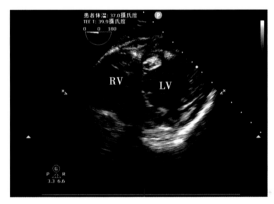

RV. 右心室；LV. 左心室。

图 20-9　经胃乳头肌中段左心室短轴切面

（3）临床信息：可提供左心室容积和容量状态、左心室整体和局部室壁形态和运动功能、室间隔形态和功能、心包腔病变等信息。该切面可见的结构包括左前降支、左回旋支、右冠状动脉三支动脉的灌注区域，适用于急性心肌缺血时心功能评价，是血流动力学不稳定患者经食管超声心动图检查的重要切面。

10. 食管中段降主动脉短轴和长轴切面

（1）切面获取：在食管中段四腔心切面，向左（逆时针）转动探头，直到降主动脉出现在视野中。维持多平面角度 0° 可以获得降主动脉短轴切面（图 20-10），向前旋转多平面角度至大约 90°，可获得降主动脉长轴切面（图 20-11）。可通过减小深度、调整焦点及近场增益来优化降主动脉图像质量。

（2）结构显示：降主动脉长轴或短轴，合并左侧胸腔积液和肺不张／实变时，视野中可见胸腔液性暗区及肺组织。

（3）临床信息：可提供主动脉病理改变，包括主动脉管腔大小和形态、主动脉粥样硬化、斑块、血栓、夹层或假性动脉瘤等信息。

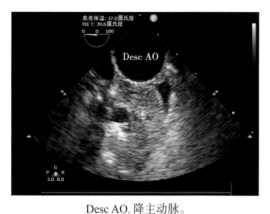

Desc AO. 降主动脉。

图 20-10　食管中段降主动脉短轴切面

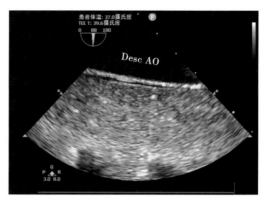

Desc AO. 降主动脉。

图 20-11　食管中段降主动脉长轴切面

六、病例

病例 1　患者,女,55 岁。突发胸痛 2 小时于急诊就诊。心电图提示急性下壁心肌梗死,伴严重心源性休克,行 VA-ECMO 支持后予以急诊经皮冠状动脉介入治疗。2 天后心功能逐步恢复,给予体外支持双循环,机械通气支持,吸入氧浓度 70%,但右上肢指氧饱和度 90%,肺部 CT 影像不能解释氧饱和度情况,X 线定位引流管尖端位于右心房,见图 20-12A。行经食管超声心动图检查,发现引流管位于卵圆孔位置并凸向左心房,卵圆孔开放,见图 20-12B,彩色血流信号及右心声学造影提示右向左分流,见图 20-12C、图 20-12D。

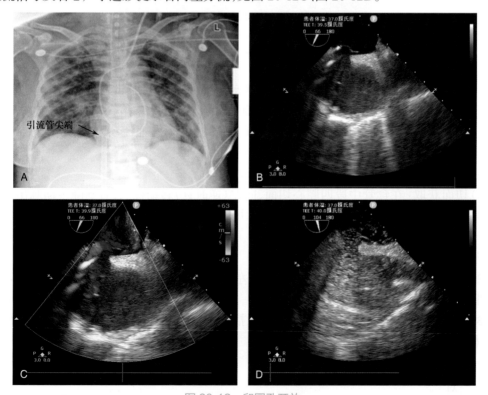

图 20-12　卵圆孔开放

A. X 线定位引流管尖端位于右心房; B. 经食管超声灰阶模式提示引流管尖端位于卵圆孔;
C. 经食管超声多普勒模式提示异常血流; D. 超声造影提示右向左分流。

病例 2　患者,男,58 岁。暴发性心肌炎、心肺复苏 VA-ECMO 支持后 3 天。脉压为 0,呼气末二氧化碳分压为 0。床旁经食管超声心动图提示心腔血流淤滞,主动脉瓣未开放,无冠窦、左冠窦血栓形成,见图 20-13。启动心脏移植前评估。患者经评估后,在 ECMO 支持持续平流状态第 18 天接受心脏移植,后顺利恢复出院。

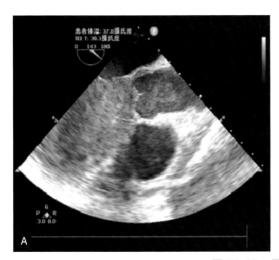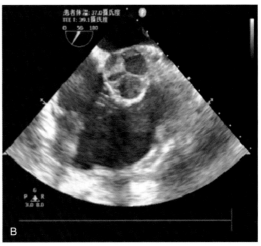

图 20-13　暴发性心肌炎

A. 食管中段主动脉长轴切面;B. 食管中段大动脉根部短轴切面。

七、提高阳性率的技巧

经食管超声心动图检查包括 11 个基本切面,相比全面检查要简单、快捷,允许临床医生在管理急重症患者时进行床旁快速评估,但是仍然需要强调在检查前分析患者病情并提出问题,进而选择必要的切面进行快速评估。

无论是全面的还是目标导向性的经食管超声心动图检查,都应显示心脏所有相关结构。每个心腔和瓣膜应至少在两个正交平面上可视化,心肌的所有节段也应可视化。这种方法有助于确保对任何重大严重异常的诊断,并最大限度地减少错误识别。

急重症患者常因心脏急慢性改变、胸腔和纵隔病理改变等因素,会出现解剖结构差异或心脏转位扭曲,上文所述切面获取方法会与临床实际有所差异,临床操作实际难度也会增加。因此,操作者应熟悉心脏、大血管、纵隔、胸腔等相关解剖结构和相对位置,并形成空间三维概念,操作时注意追踪各个结构、各个心腔的动态延续和转变,以快速识别和定位,获得需要的理想切面。

检查过程中,注意持续优化图像质量。焦点区应设置在观察目标的深度,提高该区域分辨率。根据观察目标结构调整适当的深度,可进一步提高分辨率。调整增益,可改善心腔和室壁等组织之间对比度,帮助提升细节的识别能力。

八、局限性

1. 相对有创性及并发症　虽然与其他需要血管导管的监测技术相比,经食管超声心动图检查的侵入性较小,是一种较安全的临床成像方法。但与经胸超声心动图检查相比,经食管超声心动图检查具有侵入性,存在发生并发症的风险,总体并发症发生率为 0.2%~1.2%,受伤导致死亡的风险低于 0.01%。主要并发症风险可分为与镇静相关(呼吸抑制、低血压、心律失常、反流误吸)与探头插入和操作相关,后者包括牙齿损伤、气管导管移位、食管和胃黏膜损伤、食管和胃穿孔、咽部及上消化道出血及血肿、术后咽部疼痛、声音嘶哑或吞咽障碍等。

2. **对患者和操作者的要求**　鉴于食管与心脏的相对位置,与经胸超声心动图检查相比,经食管超声心动图检查可以更好地显示特定结构。但经食管与经胸超声心动图检查相互补充的关系,不可相互替代。经食管超声心动图在技术上可能受禁忌证无法检查,或食管、胃腔内空气过多使成像不佳;在机械瓣膜置换术后或严重钙化等情况下,机械瓣或病变远处的图像均被声影遮挡,因此需要整合经胸超声心动图的图像来评估;心室腔、心尖部位在经食管超声心动图检查中位于远场,图像质量可能不如经胸超声心动图检查;超声声束与血流方向对齐是保证多普勒检查图像质量的前提,经胸超声心动图检查常因更佳的多普勒对齐,在多普勒检查时更优于经食管超声心动图检查。

由于需要签署知情同意书、探头连接、心电监护、气道管理及将探头置入食管等,经食管超声心动图检查比经胸超声心动图检查更为耗时,且检查后需对器械进行消毒、清洁、保持干燥、于专用存放柜放置,医院及科室需要有质量、安全、感染控制和患者教育相关的规范和流程,相比经胸超声心动图,经食管超声心动图检查对团队有更高的要求。

九、小结

1. 临床医生通过规范培训可以掌握经食管超声心动图检查技能,为血流动力学不稳定、急性心肌梗死、急性肺栓塞、主动脉夹层、心搏骤停等危重患者提供床旁快速、安全的血流动力学监测及全程管理。

2. 经食管超声心动图检查是临床急重症超声检查的一部分,与经胸超声心动图检查互为补充,为急重症患者提供了可视化、安全且精准的综合评估方案。

推荐阅读资料

［1］郭峰, 王煜. 床旁超声可视化教学在急诊住培基本操作教学中的应用. 卫生职业教育, 2019, 37 (22): 153-155.

［2］胡才宝, Lichtenstein Daniel A. 重症肺部超声的过去、现在与未来. 中华诊断学电子杂志, 2018, 6 (2): 77-79.

［3］李丽君. 急诊超声——立足当今, 展望未来. 中华急诊医学杂志, 2020, 29 (1): 8-11.

［4］姚延峰, 高红丽, 周晓刚, 等. 床边教学在住院医师急重症超声培训中的应用价值. 卫生职业教育, 2020, 38 (16): 143-144.

［5］吕国荣, 柴艳芬. 急重症超声诊断学. 北京: 人民卫生出版社, 2019.

［6］张秋彬, 徐军, 朱华栋, 等. 2018 年国内 300 家三级医院急诊科即时超声检查现况调查. 中华危重病急救医学, 2019, 31 (4): 484-487.

［7］KENDALL J L, HOFFENBERG S R, SMITH R S. History of emergency and critical care ultrasound: the evolution of a new imaging paradigm. Crit Care Med, 2007, 35 (5 Suppl): S126-S130.

［8］MOORE C L. Point-of-care ultrasonography. N Engl J Med, 2011, 364 (8): 749-757.

［9］WHITSON M R, MAYO P H. Ultrasonography in the emergency department. Crit Care, 2016, 20 (1): 277.